COMPAÑEROS DE SANACIÓN

Qué Decir, Hacer y Dar Cuando un Ser Querido Está Enfermo

Belsie González, MPH

con

Roberto González Rivera

Dedicatoria

A mi madre, Helen Rivera, que me dio la vida tres veces. Me trajo a este mundo cuando hacerlo puso su vida en riesgo y me devolvió la vida dos veces por la mano de Dios con su dedicación y sacrificio. Es mi super heroína.

*"Dormí y soñé que la vida
era alegría.
Desperté y vi que la vida
era servicio.
Actué y mirad, el servicio
era alegría."*

— Tagore

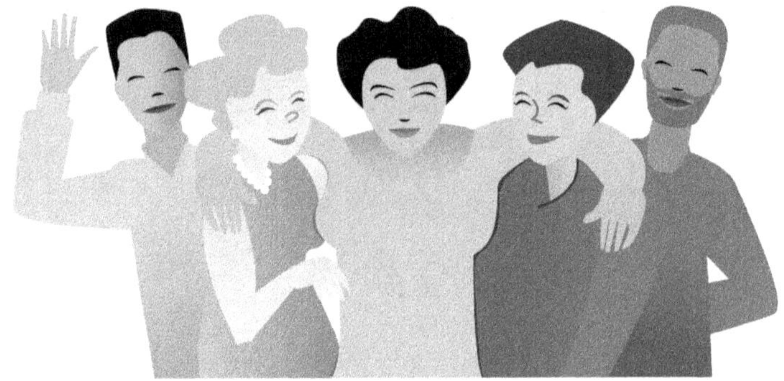

CONTENIDOS

"Es la divinidad que da forma, no solo a sus fines, pero también a sus actos, sus palabras y pensamientos."

– Swami Sivananda

Nota de la Autora

En el texto de este libro he elegido referirme a la persona que está enferma o herida de distintas formas, como su ser querido o la persona amada, que puede ser un hombre o una mujer.

Mis experiencias fueron con la leucemia, así que verá referencias al cáncer y a tratamientos contra el cáncer. Sin embargo, este libro no es solo acerca del cáncer. Estos principios se aplican igualmente si el ser querido enfrenta otra enfermedad o el resultado de una herida grave.

Los doctores se refieren a nosotros como pacientes, pero nosotros no nos vemos de esa manera. Nos vemos como personas, al igual que antes de que nos enfermáramos. A veces tiene sentido decir, "paciente", pero recuerde que el ser humano que está luchando por su vida es más que un paciente. Es alguien a quien usted ama. En las páginas que siguen exploraremos las muchas formas en las que puede expresar su amor.

12

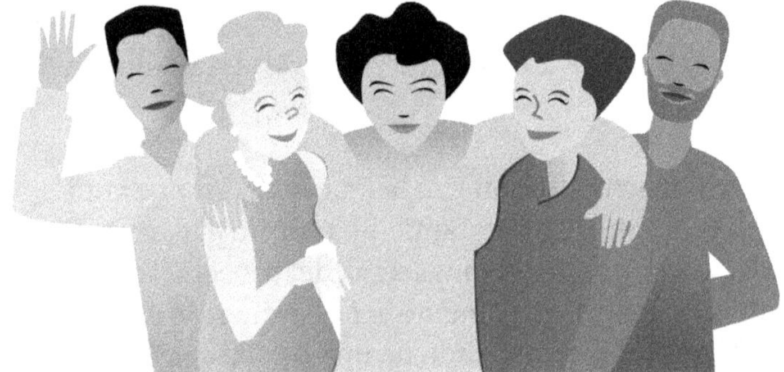

Introducción

Escribí este libro para usted, gentil amigo, compañero de trabajo o familiar cuyo corazón está herido porque una amiga o una persona amada está enfrentando una enfermedad que amenaza su vida, o recuperándose de un accidente catastrófico. Yo fui una vez la paciente y personas como usted hicieron que mi proceso de recuperación fuera mucho mejor. En las próximas páginas verá cómo.

Mi meta es proveerle las herramientas prácticas que le ayudarán a ofrecer el mejor apoyo que sea capaz de ofrecer.

14

"Cuando la ansiedad fue grande dentro de mí, tu consolación me trajo júbilo."

— Salmo 94:19

Mi Historia, O Por Qué Puedo Ofrecer Estos Consejos

Sobreviví a la leucemia —dos veces.

Sin aviso previo mi vida se volvió al revés. Cumplí mis veinticinco y mi veintiséis años en distintos hospitales. Me sometí a la quimioterapia y a sus horrores. Perdí mi cabello, mis sueños, mis ahorros, mi identidad. Me sometí a un trasplante de médula ósea. Me mejoré y cuando pensaba que estaba de camino a lograr mis sueños, me enfermé de nuevo. En ese momento muchas personas muy inteligentes y con mucha experiencia me dijeron que mis probabilidades no eran buenas. Algunos fueron bastante desalentadores. Pero lo que pasa es que, con todas las buenas cualidades que tengo, hay algo para lo que no soy buena. Una vez me propongo una meta, no sé rendirme.

Me sequé las lágrimas y, con el corazón lleno de fe, seguí luchando.

Con la ayuda del formidable equipo del MD Anderson Cáncer Center en Houston, Texas, la misericordia de Dios y mis amigos y familiares, logré mirar a la muerte a los ojos y decirle, "Ahora no". Es así como he llegado al día de hoy. Doy gracias por cada mañana. Estoy dedicada a ayudar a otros como pueda. Esa es mi misión, mi deber, mi forma de agradecerle a Dios y de honrar a todas las personas que me ayudaron cuando más lo necesitaba. Lo hago a través de mi trabajo y lo hago en mi vida personal. Este es el propósito de este libro.

Si usted está enfrentando una enfermedad que pone en peligro su vida, espero que se acerque a otras personas, que cree su propio equipo de apoyo y que aproveche los recursos que tenga a su alcance.

Si alguien que usted conoce está enfrentando una enfermedad grave o el resultado de una herida traumática, puede ser difícil saber qué decir, que hacer y qué regalar. Ya sea que la persona sea su cónyuge o su pariente, una amiga, una compañera de trabajo o una vecina, sus palabras y sus acciones pueden ayudar o pueden herir. Yo lo sé, porque he estado del otro lado.

Pero este libro no está basado solamente en mis propias experiencias. También está basado en las experiencias de otras personas y sus amigos y familiares que tuvieron la gentileza de compartir sus historias.

Si está dejando para luego una visita a una persona amada, no sabe qué decirle a una colega que ha perdido el cabello súbitamente, o si quiere apoyar a una vecina, las páginas siguientes le ofrecerán consejos prácticos que le ayudarán a convertir en acción a sus buenas intenciones. Aquí descubrirá:

- Cómo establecer una cultura positiva: la regla de hierro que mi hermano estableció
- Cómo un gesto pequeño —hasta una sola vez— es mejor que desaparecerse
- La amiga que ayudó sin hacer nada
- Cómo hablar desde el amor, no desde el miedo
- El error más común que comete la gente (¡no sea esta persona!)

Siga leyendo para descubrir qué decir, qué hacer y qué dar cuando una persona amada está enferma.

"La mejor manera de encontrarse a sí mismo es a través del servicio a los demás."

— Mahatma Gandhi

Su Nuevo Papel

Usted no buscó el papel, no lo pidió, pero ahora lo tiene. Alguien que usted conoce está enfrentando una enfermedad o una herida que pone en riesgo su vida. Siento mucho que tenga que pasar por esto. De momento, ya no es usted simplemente la amiga o la persona amada. Ahora siente que debería tener perlas de sabiduría que ofrecer, y no las tiene. Siente que la gente espera que usted haga algo para ayudar y usted no sabe qué hacer. Al mismo tiempo, en alguna parte de su mente, siente la punzada del miedo cuando piensa que esta persona que usted quiere tanto podría morir. Entiende que esto es algo que usted no puede controlar.

Piensa que esto debe ser un malentendido. Usted no quiere pensar en enfermedades o en la muerte. No quiere perder a su ser querido. No quiere que sufra, pero más allá de todo eso, teme por su propia vida. El peligro en el que se encuentra esa persona le recuerda su propia mortalidad.

Respire profundo. Es natural que piense en su propia vulnerabilidad al oír sobre la de otra persona. Hable con alguien, salga a correr, vaya al gimnasio. Haga lo que sea que le funciona a usted, pero no permita que su miedo la paralice.

Tenga en mente que su ser querido no espera que usted haga que su enfermedad desaparezca. Yo no esperaba eso de mis amigos o de mi familia. Ninguno de los sobrevivientes que compartieron sus historias conmigo esperaban eso. Su persona amada quiere que usted esté presente. Quiere que esté allí, sea como sea. No hace falta que usted tenga todas las respuestas. No necesita tener una colección de pensamientos profundos sobre las enfermedades y la muerte. Su amiga no espera que usted resuelva el problema. Sea usted misma: la misma persona graciosa, juguetona, imperfecta y quizás levemente neurótica que ella conoce y quiere. Es cierto que su papel necesitará ajustes. Mientras más cercana sea su relación con esa persona, más cambiará su papel, pero por favor no huya.

Tiene usted de frente una oportunidad de ser bondadosa, de ser generosa, de ser una amiga —y no tiene que hacerlo sola.

Hay ayuda por todas partes, y en estas páginas.

Si Vive Con Su Persona Amada

Si vive con su persona amada, va a sentir los efectos de la situación de esa persona más que otros. La enfermedad y los tratamientos afectarán su vida diaria, sus rutinas y tal vez hasta su vida profesional. Encontrará que tiene que pasar tiempo en hospitales y en consultorios médicos. Puede que tenga que encargarse de más labores domésticas o encontrar a alguien que le ayude. Esto puede significar contratar a alguien o conseguir ayuda de miembros de su familia. Si la familia incluye niños, tendrá que buscar la mejor manera de compartir la noticia con ellos. Puede que tenga que hacer arreglos nuevos para el cuido de los niños. Si los niños tienen edad suficiente, puede que tenga que pedirles su ayuda en las tareas del hogar y ayudarlos a que sean más independientes. Sin embargo, recuerde que también necesitan apoyo emocional. Hable con sus profesores, los padres de sus amigos más cercanos, y otros miembros de su familia que tengan buenas relaciones con sus niños. No está sola en esto. Cuando la gente le pregunte cómo puede ayudar, colaborar con los niños es una manera.

Vamos a examinar maneras más específicas en las que puede ayudar, pero hay un par de cosas que debe hacer ya.

Infórmese

No sea una participante pasiva. Lleve a cabo su propia investigación o pídale a alguien en quien confíe que le dé una mano —quizás un familiar o una amiga que sea buena investigando o que sea profesional de la salud. Algunos médicos están orgullosos de sus logros profesionales y pueden parecer arrogantes. No se deje intimidar. Usted tiene derecho a entender las opciones de tratamiento. Pregunte. Si no recibe la respuesta que necesita, pregunte de nuevo.

Forme su Equipo

Nadie puede hacer esto por su cuenta. Usted está en una buena posición para ser la líder del grupo de apoyo de su persona amada. Esto le permitirá coordinar el apoyo estratégico y táctico que va a necesitar mientras enfrentan este reto juntas. Asegúrese de crear su propia red de apoyo. La va a necesitar. Su persona amada y usted van a enfrentar una dura prueba y solamente con orientación y apoyo podrá usted ayudarla.

Ame

Sobre todo, recuerde que su misión principal es amar. Ame a través de sus acciones, a través del silencio, a través de palabras de apoyo, a través de la paciencia. Ame cuidándose, pidiendo ayuda. Ame estando presente, aún cuando tenga miedo.

Si Es Una Amiga Cercana o Pariente

Si es una amiga cercana o pariente que no vive con la persona enferma, la vida en su hogar no se verá tan afectada. Esto la pone en una buena situación para ayudar en el hogar de su amiga, si puede. Algunas formas de ayudar son:

- Preparando comidas ocasionalmente con la ayuda de otros amigos,
- Ayudando a darle mantenimiento a la casa,
- Ayudando con la limpieza del hogar, o compartiendo el costo de contratar a alguien,
- Recogiendo a los niños en su escuela,
- Cuidando a los niños o a las mascotas.

No espere que nadie le pida ayuda. Ofrézcase a hacer algo específico relacionado a sus talentos o recursos.

Aún con un seguro de salud, los gastos relacionados a servicios de salud pueden ser muy altos. La mayoría de la gente apreciarán la ayuda monetaria que pueda ofrecer.

Finalmente, no pierda de vista a su amistad como ha sido hasta el momento. Eso es lo que ella atesora más que nada. Aún ahora que está luchando por su vida, necesitará lo que usted ha traído a su amistad: sus chistes, sus destrezas de moda, su compañía, simplemente usted. No es necesario fingir que todo está bien, pero no se enfoque en lo negativo tampoco. Mencionaremos esto más adelante. Su ser querido no es su enfermedad. Esa persona sigue siendo su ser querido.

Si Es Una Compañera de Trabajo

Si usted es no solo una compañera de trabajo sino también una amiga, su papel puede ser parecido al descrito en la sección previa. Por otra parte, quizás solo ve a la persona en funciones de trabajo. En ese caso, puede que se sienta incómodo abordando asuntos personales de salud. Puede sentirse tentado a no decir nada y a seguir con sus asuntos.

Muchas personas resienten cuando otros sobre-dramatizan la situación, pero fingir que no está pasando nada no es útil tampoco. La mayoría de nosotras prefiere que se reconozca la enfermedad y que por lo menos nos ofrezcan sus buenos deseos. Otros agradecerán sus oraciones. No sienta la necesidad de ofrecer consejos o de hablar de otras que puedan haber estado enfermas. Diga mejor, "Oye, supe por lo que estás pasando. Por favor acepta mis mejores deseos. Espero que te mejores pronto."

Si su compañera de trabajo está hospitalizada o no puede salir de su casa, separe el tiempo para hacerle una llamada. Puede que ella no sea capaz de atender la llamada, pero apreciará su mensaje. Si su compañera de trabajo ha vuelto a sus labores, vaya a saludarla y siga con sus tareas. Esto evitará momentos incómodos más tarde. Puede dejarle una tarjeta en su escritorio deseándole bien. Incluya una tarjeta de regalo si desea.

Evite envolverse en chismes de oficina con relación a la enfermedad de su compañera de trabajo. Las pacientes

tienen sus manos llenas. Lo último que necesitan es tener
que manejar rumores sobre su salud.

A un nivel más práctico, si puede ofrecer ayuda específica
con las labores de su compañera, hágalo. A continuación
encontrará algunas ideas para empezar. Puede que algunas
no sean apropiadas para su situación. Sea creativa.

- ¿Tiene usted un mejor lugar para estacionarse? ¿Qué tal si intercambian espacios por un tiempo?
- Hable con su supervisor sobre asumir algunos de los deberes de su amiga temporeramente.
- Done tiempo de vacaciones, si su lugar de trabajo lo permite.
- Ofrézcase a editar o revisar sus reportes.
- Si va a almorzar fuera de su lugar de trabajo, ofrézcale traer algo, o invítela a salir con usted.

Si Es Una Vecina

Ser vecina le permite ayudar de manera especial, dependiendo de la naturaleza de su relación con la persona enferma.

Cuando yo estaba en tratamiento, mi madre tuvo que mudarse para estar más cerca del hospital. Mi madrina (¡mi hada madrina de verdad!) asumió el cuidado de la casa de mi madre. Se encargaba del correo, pagaba las cuentas, se ocupaba de las plantas y de la perra y se aseguraba de que el jardinero hiciera su trabajo. Su ayuda fue indispensable para nosotros. Puede que usted no sea capaz de hacer todo eso, pero puede ayudar. Considere coordinar sus actividades con otros vecinos.

La siguiente lista no pretende ser exhaustiva. Cada situación es diferente. Póngase en contacto con su vecina enferma y con otros vecinos y diseñe un plan que funcione para ustedes.

- Si su vecina vive sola, quizás usted pueda echarles agua a sus plantas o cuidar a sus mascotas hasta que ella salga del hospital, o si no tiene la fuerza para hacerlo ella misma.

- Si el correo se acumula en un buzón, puede llamarle la atención a ladrones, porque es una señal segura de que no hay nadie en casa. Puede ofrecerse a recoger el correo de su vecina y entregárselo a una amiga o familiar más tarde.

- Puede asegurarse de que alguien pode el césped en casa de su vecina. Lo puede hacer usted o puede darle instrucciones al jardinero. Puede hacer arreglos para que su vecina le envíe un cheque para pagarle o puede pagarle de su bolsillo hasta que su vecina mejore. La hospitalización es costosa y cada moneda cuenta.

- Manténgase atento a cualquier señal de filtraciones u otros problemas en la casa o apartamento.

- Si su vecina permanece fuera de su casa por mucho tiempo y tiene un carro que no se está moviendo, puede ser bueno revisar la presión en las llantas. Es descorazonador llegar a casa y encontrar el carro con llantas vacías. Llevarlo a lavar de vez en cuando también puede ser conveniente, con la autorización de su vecina.

- Si puede entrar a la casa de su vecina, hable con ella para ofrecer que alguien venga a limpiar.

- Y hablando de entrar a la casa, baje los inodoros de vez en cuando. Las ratas pueden aguantar la respiración por largo rato. Pueden nadar por las cañerías y salir por los inodoros si no se han estado usando. ¡Nadie quiere recibir ese tipo de sorpresa!

Si Es Una Conocida

Si usted no conoce bien a la persona enferma y prefiere no envolverse personalmente, está bien. Una alternativa gentil sería enviar una tarjeta, aún si la persona no la espera. Lea la sección Qué Decir. Nadie se sentirá ofendida si no dice nada. Sin embargo, usted probablemente se sentirá bien de haber hecho algo positivo por otra persona.

Quizás es amiga de una amiga o pariente de la persona. En ese caso, ofrézcale sus buenos deseos a la persona que usted conoce. Aquellos que están apoyando y cuidando a la persona enferma a menudo llevan una carga pesada. Ellos también merecen ser reconocidos y apoyados. Tocaremos este tema en más detalle más adelante.

29

"El amor es la capacidad de cuidar, de proteger, de nutrir."

— Thich Nhat Hanh

QUÉ DECIR

El Padre Malanoticia y Otros Relatos

Poco después de que llegué al hospital, un sacerdote vino a verme. Estaba débil y adolorida y todavía tratando de aceptar mi diagnóstico. Mis sueños y mis esperanzas parecían no tener sentido en aquél momento. ¿Me mataría aquél cáncer, o sería peor el tratamiento que la enfermedad? Mi madre, una enfermera retirada, estaba muy consciente de los peligros del camino que estaba frente a nosotras. Estaba todavía en shock y desorientada. Era difícil procesar que se encontrara al lado de mi lecho de enferma en un pabellón de leucemia. Recibimos la llegada del sacerdote, con su familiar cuello romano, como una brisa fresca. Aquí estaba alguien que fortalecería nuestra fe y nos daría esperanzas para el futuro. Lo recibimos con sonrisas.

No nos esperábamos lo que pasó.

"Una mujer murió en otro piso el día de hoy," nos dijo. "Tenía otro tipo de cáncer. Fue lo mejor para ella, en verdad, porque había estado sufriendo mucho al final. ¡Es una enfermedad tan cruel!"

Por otra parte, nos contó que otro paciente en nuestro pabellón estaba bastante mal. Los doctores no parecían optimistas. Su pobre madre tenía el corazón partido. Los niños no deberían morir antes que sus padres. Qué tragedia.

Así siguió, con un cuento trágico detrás del otro. Cada vez que nosotras decíamos algo esperanzador o positivo, asentía con la cabeza y seguía con su parada de pesimismo. Cuando por fin se fue suspiramos de alivio. Si yo hubiera tenido la fuerza, me habría reído de lo absurdo de la escena.

No fue hasta muchos años después que supe que mi madre también había estado muy enferma en su juventud. Los doctores de mi pueblo no habían logrado identificar su enfermedad. No fueron capaces de proveer un tratamiento efectivo. Al fin se habían rendido y la habían encomendado a Dios. Entonces un sacerdote había empezado a visitarla por las tardes. Mi madre no lo soportaba.

"Yo quería vivir," me contó mi madre, "¡y todo lo que él quería hacer era prepararme para la muerte!"

Mi madre logró recuperarse. Creo que lo hizo para desquitarse del sacerdote. Todavía me maravillo de la coincidencia.

Después de esa primera visita del sacerdote a mi cuarto, si mi madre lo veía venir por el pasillo, cerraba mi puerta y se paraba afuera a hacer guardia. Si el sacerdote preguntaba por mí, mi madre le decía que estaba dormida y se excusaba.

"Voy a tomar una siestecita mientras ella descansa," decía, cerrando la puerta.

"Dios la bendiga," decía el sacerdote. Entonces se retiraba a desalentar a alguna otra persona.

Me complace decir que también conocí a muchos sacerdotes católicos compasivos, alegres y llenos de amor.

Agradezco su bondad hasta el día de hoy. La historia del Padre Malanoticia es un cuento ejemplar.

No sea así.

Las buenas intenciones cuentan, pero es mejor cuando las acompañamos de palabras y acciones positivas. Las palabras que dice pueden tener un gran impacto sobre su ser querido. Use sus palabras para nutrir su corazón.

Al Recibir la Noticia

Si está leyendo este libro, seguramente ya ha recibido la mala noticia de que una persona amada está enferma. Puede sentir que esta sección llega tarde.

Pero siga leyendo.

Una de las cosas que aquellas personas que han enfrentado una enfermedad seria me han dicho es que no les ayuda ver a sus seres queridos perder el control y llorar cuando reciben la noticia del diagnóstico de su amiga.

Cuando esto pasa, la persona enferma tiende a sentirse responsable por la tristeza de nuestros seres queridos. Es natural que usted se sienta triste. Su intención no es que su amiga enferma se sienta culpable, pero esa es nuestra naturaleza humana. Por lo tanto, si es posible, trate de moderar su reacción emocional. Si está junto a ella y ella empieza a llorar, puede abrazarla y pueden llorar juntas y eso las reconfortar a las dos. Entonces trate de ayudarla a sentirse menos triste. Seque sus propias lágrimas y las de su amiga y hablen de cómo van a enfrentar este reto juntas. Demuestre que está con ella, pero recuerde que este momento tiene que ver con ella, no con usted.

Sea fuerte. Puede desahogarse más tarde.

¿Hasta Dónde Llevar la Honestidad?

Puede que usted se pregunte hasta qué punto debe llevar la honestidad con la persona enferma.

La situación es triste, pero no nos ayuda si su ánimo está siempre negativo porque quiere ser honesta. Puede que encuentre la apariencia física de su amiga impresionante cuando la visite. Pensar, "Se ve terrible" es natural. Decir, "Te ves terrible" no ayuda. Pregúntese, "¿Voy a elevar su ánimo con lo que estoy por decir? ¿Voy a hacerla reír? ¿Cómo le voy a brindar apoyo?" Si no va a hacer nada de esto, busque otro tema. Le aseguro que estamos perfectamente conscientes de nuestra apariencia física cuando estamos en tratamiento. Es uno de los temas más difíciles de manejar. No tenemos mucho control sobre nuestros cuerpos o sobre nuestra apariencia, lo que es una parte tan grade de nuestra identidad. Tememos llegar a perder nuestras vidas y la evidencia de ese peligro está en el espejo. Diga lo que diga, asegúrese de que proyecta positivismo. No hace falta que mienta. Si su amiga pregunta, recuérdele que la situación es pasajera. Encontrará ideas en la sección Qué Decir.

Lo mismo es cierto de comentarios acerca de la inevitabilidad de la muerte y lo absurdo de la vida. Estos comentarios pueden ser honestos, pero es mejor dejarlos para tertulias nocturnas con otros amigos.

Dicho esto, si es algo que nos desagrada tanto como los comentarios negativos es oír comentarios demasiado positivos. Sabemos que estamos enfrentando un gran reto. Clichés como "no es nada," o "esto va a pasar rapidito" suenan huecos, inauténticos, superficiales. Al escuchar esos comentarios sentimos que usted se está distanciando emocionalmente, y a nadie le gusta eso.

Es mejor tomar un punto medio. Si no puede decir algo positivo sinceramente, cambie el tema. Sin ser indiscreta, haga preguntas. Hable sobre otras cosas. La vida sigue. Hay muchas cosas que pueden conversar honestamente.

¿Muriendo de Cáncer? Las Sutilezas Sanadoras de las Palabras

Mi hermano conoció a una mujer en un café. La mujer le dijo que su padre estaba muriendo de cáncer.

"Perdone," le dijo. "Yo no conozco a su padre, pero no me parece que esté muriendo de cáncer, sino viviendo con cáncer. Es una diferencia sutil, pero importante."

La mujer se quedó mirando a mi hermano un momento. Entonces su rostro se iluminó con una sonrisa.

"Dios mío," dijo. "Tiene razón. No lo había visto de esa manera. Es un detalle pequeño, pero sí hace una diferencia, ¿cierto?"

Sí hace una diferencia. Años atrás, recibir un diagnóstico de cáncer quería decir que la persona no iba a vivir mucho tiempo. Eso ya no es cierto. Con las terapias nuevas, algunas personas pueden manejar su condición y vivir muchos años después de su diagnóstico. Algunas terminan falleciendo por causas que no tienen nada que ver con su cáncer. Otras logran deshacerse del cáncer totalmente.

Mientras que muchos de los pacientes que conocí en mi pequeño cuarto rosado en el pabellón de leucemia después de mi primer diagnóstico fallecieron, otras no. Mi amiga — llamémosla Carmen— es un buen ejemplo. Su cuarto estaba a un par de puertas del mío. Hoy en día está feliz y gozando de la vida. No se estaba muriendo entonces y no se está muriendo ahora.

En el café, mi hermano continuó su conversación. "Ni usted ni yo sabemos cuánto tiempo su padre va a estar con nosotros," dijo. "Aún con todo su conocimiento y experiencia, los médicos solo pueden hacer estimados. Ellos tampoco saben cuánto tiempo una persona con cáncer va a vivir. Su padre puede llegar a vivir con cáncer muchos años."

"De hecho," dijo la mujer, "él *ha estado* viviendo con cáncer hace años."

"Ahí está. ¿Acaso ha estado muriéndose todos esos años?"

"No. Ha estado viviendo. Sigue viviendo."

"Viviendo con cáncer."

La Regla de Hierro

Uno de mis hermanos mayores estaba viviendo lejos cuando recibí mi diagnóstico. Inmediatamente, renunció a su trabajo, se mudó para ayudarnos a mi madre y a mí y asumió la responsabilidad de ayudar a coordinar todo lo que tenía que ver con mi tratamiento. Un día después de que llegó, sin que yo lo supiera, se apostó en el pasillo y, según iban llegando los visitantes al hospital, les explicó la nueva regla: cero cuentos tristes.

¿Tu amigo murió de un tumor cerebral? Lo siento. No lo comentes.

¿La esposa de tu supervisor murió de cáncer del seno? Lo lamento. No queremos escuchar esa historia.

¿Tu tía murió de leucemia? Mis condolencias. No lo menciones.

Les dijo que estábamos viviendo en el pabellón de leucemia. Había muchos otros pacientes allí. Algunos de esos pacientes venían a visitarme y conversar cuando podían. Algunos de ellos no iban a sobrevivir. No podíamos escondernos de esa realidad. Además, sabíamos que el mundo seguía girando fuera del hospital, con todas sus maravillas y tragedias. No estábamos ciegos, pero mi hermano sentía que yo ya tenía las manos llenas. Lo último que me hacía falta era escuchar más cuentos de gente —gente como yo— muriendo de la misma enfermedad que yo estaba enfrentando.

Mi hermano también pensaba que algunas personas derivan un placer malsano al compartir malas noticias.

Yo no sé si eso será cierto, pero puedo decir una cosa. Mis maravillosos amigos entendieron. Son almas llenas de amor y de bondad.

Los horrores no pararon. Según los días se volvieron semanas, algunos de los otros pacientes que conocí en el pabellón fallecieron. Pero no hubo más cuentos tristes.

Su amiga no está siendo ingenua. Ella sabe que la gente se enferma y se muere. Es solo que no necesita oír cuentos tristes en este momento.

Cuidado con Sus Metáforas

Una metáfora es una figura en la que usamos palabras o frases de manera simbólica. Por ejemplo, uno puede decir, "Me caí por la escalera del recuerdo." Más ampliamente, es usar una cosa para significar otra cosa.

En su famoso ensayo, *La Enfermedad y Sus Metáforas*, Susan Sontag analiza la manera en la que ciertas metáforas y mitos populares acerca de las enfermedades pueden ser dañinas para los pacientes. No se preocupe. No voy a tratar de imitar a una gigante como Susan Sontag. Aquellos de ustedes que tengan una inclinación literaria pueden buscar su libro. Sí voy a decir que creo lo siguiente: la enfermedad *no quiere decir* nada.

- Una enfermedad no es un tipo de juicio divino.
- Una enfermedad no es un castigo.
- Una enfermedad no es un reflejo del carácter de una persona.
- Acompañar a una persona que sufre de una enfermedad no es un reflejo del carácter del que acompaña.
- Acompañar a una persona que sufre de una enfermedad que no es contagiosa no lo contamina a usted de ninguna manera.

Por favor evítele cargas adicionales a su amiga. No juzgue su enfermedad como algún tipo de metáfora. No diga nada que pueda insinuar que su enfermedad es un castigo por haber hecho algo malo. Aún si usted firmemente cree que la enfermedad es un castigo, piénselo. ¿Cómo le ayuda que usted diga algo así en este momento? ¿Qué está usted haciendo para ayudarla en su camino? Su papel es ayudar, consolar y animar.

enfermedad es un castigo, piénselo. ¿Cómo le ayuda que usted diga algo así en este momento? ¿Qué está usted haciendo para ayudarla en su camino? Su papel es ayudar, consolar y animar.

No Confunda Sus Enfermedades

En su conmovedor libro, *Cuando Su Esposa Tiene Cáncer del Seno*, Mark S. Weiss cuenta cómo se encontró con un conocido en la calle. El hombre le dice a Weiss que alguien que el hombre conoce murió de la misma enfermedad que la esposa de Weiss estaba enfrentando. Cuando Weiss le pide detalles, el hombre le dice que la persona a la que se refiere murió de esclerosis lateral amiotrófica. Cuando Weiss le señala que la ELA no es cáncer, el hombre le responde que igual deben encontrar una cura.

El conocido de Weiss tiene razón en algo. Deben encontrar una cura. Mientras tanto, mientras desarrollan una cura, quien quiera que *ellos* sean, no cometa el mismo error.

El error del hombre sugiere un deseo de ofrecer apoyo diciendo cualquier cosa que pueda sonar inteligente, cuando en realidad habría sido mejor decir, "Supe que su esposa está enferma. Lo siento." Si usted se encuentra en una situación similar, ofrezca sus buenos deseos y su ayuda. No se enfoque en el diagnóstico.

Mire dentro de sí misma. Si encuentra temor en su corazón, siéntese con su temor un rato. No trate de cubrirlo o rechazarlo. Sienta su temor. Deje que lo bañe como una ola. Inhálelo y exhálelo y al rato encontrará algún alivio. En mi papel actual como la persona que ofrece apoyo y no la que está luchando por su vida, me ayuda orar y pedirle a Dios que guíe mis palabras y mis actos. También oro por la salud de la persona enferma y eso me trae paz. Observe su propio temor y estará mejor preparada para discutir la situación desde la compasión. Así, es más probable que sus palabras sean de ayuda. Hasta puede que se sienta mejor sobre sí misma.

Nadie Tiene la Culpa

Todos queremos ser felices. Nadie quiere sufrir. Esto puede parecer obvio, pero algunos de los comentarios que escuchamos cuando estamos enfermas parecen reclamos. Este no es el momento de comentar sobre los hábitos nutricionales o el estilo de vida de la persona enferma. No mencione su peso. No hable sobre dónde la persona elige vivir. No diga nada que pueda interpretarse como que ella tiene la culpa de su enfermedad.

Tenga por seguro que el equipo médico de su amiga le explicará todo lo que puede hacer para participar en su propia sanación. Le dirán lo que puede hacer para mejorar las probabilidades de tener una vida saludable. Su trabajo es apoyar a su amiga. Regañarla no ayuda.

Si usted cree que sí somos responsables por nuestras enfermedades, escoja sus palabras sabiamente. Si usted cree que escogemos ciertas pruebas antes de nacer, por favor tenga en mente las creencias de su amiga. Para alguien que comparte sus creencias, la idea de que uno escoge su enfermedad puede traer la sensación de control. Para quien no comparte su punto de vista, escuchar "Esto es lo que escogiste" no es un consuelo. Puede descubrir que la persona no quiere escuchar estas cosas.

Examine sus motivos. Puede ser que encontrar una causa para la enfermedad de otra persona, especialmente una causa que no está relacionada a sus propios hábitos, le ofrece un falso sentido de seguridad. En otras palabras, puede estar pensando que la enfermedad de su persona amada fue causada por sus hábitos alimenticios, por ejemplo. Entonces puede pensar que como sus propios hábitos alimenticios son distintos a los de la persona enferma, usted está a salvo. Eso la ayuda a sentirse segura. Esta es una de las cosas que nos hacen humanos. Nos gusta decirnos que estamos bien. Una vez más, tómese su tiempo, respire, abrace a su ser querido y pregúntele cómo se siente. Déjese guiar por el amor, no por el miedo.

Viva Sus Valores

Este punto surge de la última parte de la sección anterior.
Si su amiga comparte su fe religiosa y le pide que le ayude a
fortalecer su fe, por supuesto, hágalo. No trate de ayudarla
persuadiéndola de que adopte las ideas religiosas que usted
tiene. No fuerce el asunto si su amiga no ha expresado el
deseo de hablar de ese tema.

Puede que usted sienta la urgencia de compartir su punto
de vista sobre la salvación cuando una persona querida está
enfrentando una enfermedad que amenaza su vida, pero sea
sabia. Sea gentil. Cuestionar los valores de su amiga cuando
está sufriendo puede ser contraproducente. Sugerirle que su
enfermedad es una señal de que debe convertirse a su
religión puede traer más miedo que consuelo y puede crear
resistencia en algunas personas.

Demuestre mejor sus creencias expresando respeto y
bondad hacia su amiga. Personificar sus creencias es la
mejor invitación que puede extenderle a otra persona para
iniciar un diálogo, si es que la otra persona desea dialogar.
Recuerde las palabras de Mahatma Gandhi: *Sea el cambio
que desea ver en el mundo.*

Si su amiga no es religiosa o usted no está segura de su
punto de vista, pregunte si le importa abordar el tema. Si
pregunta, esté lista para dejar el tema si la otra persona no
quiere hablar de ello. Siempre puede orar por ella en privado
o con otras personas.

¿En Verdad Sabe Cómo Se Siente La Otra Persona?

No.

No sabe.

No, aquella vez que se indigestó con aquel burrito no cuenta.

Tampoco aquella vez que le dio el catarro "malísimo".

¿Aquel día que estuvo vomitando después de una noche de juerga? No.

Lo mismo va por el cuento triste de cuando le dio varicelas de adulto.

La única manera de saber lo que una persona con cáncer u otra enfermedad grave siente es estar en una situación similar. Si ese es el caso, entonces ¡su experiencia es muy valiosa! Muchos pacientes de cáncer reportan que han encontrado consuelo en las historias de sobrevivientes. Yo ciertamente recibí con alegría el estímulo de sobrevivientes de cáncer cuando estaba luchando por mi vida.

Desde que dejé el hospital, he tenido el privilegio de compartir mi historia con otros pacientes de cáncer. Ha sido de gran satisfacción para mí ver la luz de la esperanza en sus ojos. No, no todos sobrevivieron, pero por un tiempo les ayudé a tener un poco más de fe, un poco más de fuerza para luchar. Cuidado: no todo el mundo se siente igual. He sabido de sobrevivientes que dicen que les irrita escuchar las historias de otros. No sé por qué. Según mi experiencia, la mayor parte de la gente recibe bien ese aliento.

Si usted es un sobreviviente, espero que comparta el regalo de su experiencia desde un punto de vista positivo. Comparta cómo superó sus miedos o los efectos de su tratamiento. ¿Qué le ayudó? ¿Qué no le ayudó? El simple hecho de ser sobreviviente, el hecho de que hay vida más allá del tratamiento —y durante el tratamiento— ya es una ayuda.

Decirle a una paciente que usted sabe cómo se siente para establecer algún tipo de conexión cuando no es cierto no es prudente.

Así que a menos que no haya estado en el lugar de la paciente, no utilice este cliché. Y tenga en mente que aún si ha tenido cáncer, siempre hay variaciones personales hacen que cada caso sea único. Nadie sabe realmente cómo se siente otra persona. Si usted es sobreviviente de cáncer, escuche atentamente para identificar puntos comunes con su experiencia y comparta lo que puede ayudar a la otra persona en su camino para lograr mejores resultados. Todavía recuerdo lo sorprendida que me quedé al ver de pie frente a mi cama de enferma a otra persona que había pasado por el mismo tratamiento. Fue como mirar un holograma. Era difícil de creer, pero allí estaba. Puedo ver su cara en mi memoria. Recuerdo pensar, "¡Wow, así que puedo salir viva de esto!" También recuerdo la alegría que le trajo a mi madre. Le contó a todo el mundo que aquél joven había sobrevivido "el tratamiento de Belsie." Todavía lo recuerda con gratitud. Nos trajo tanta esperanza, y con la esperanza viene la fuerza.

Respire Profundo y Hable Normalmente

El dolor y el miedo son reales, pero por favor recuerde que la mayoría de los pacientes prefieren que usted no sea ni demasiado positivo ni demasiado negativo. Es un balance difícil, pero si mantiene la calma y se concentra en la persona que está luchando por su vida, le irá bien.

Exprese su preocupación, pero no pierda de vista el ser humano que tiene de frente. No permita que las máquinas y los sueros y el incesante tráfico de doctores, enfermeras y técnicos le distraigan. Visitar un hospital por primera vez puede ser difícil si este no es su ambiente habitual. Haga lo que pueda por filtrar su entorno, evalúe el estado de ánimo de su amiga y hable como habla normalmente.

Si usted es la amiga que siempre está haciendo chistes, mida el momento, pero haga sus chistes.

Si usted es el amigo que comparte con ella su amor por las películas y los libros, cuéntele de lo último que ha visto o leído.

Si usted es la amiga que disfruta analizar los temas del momento, proceda.

Si están convencidas las dos de que los extraterrestres construyeron las pirámides, comparta las últimas teorías.

Ya va entendiendo: sea usted misma. Proteja y defienda su relación con la persona enferma. Esto es lo mejor que puede hacer por ella.

Siendo como siempre eran —alegres, graciosos, tiernos— mis amigos me mostraron por qué vale el esfuerzo vivir la vida. Le devolvieron a mi vida una medida de normalidad siendo ellos mismos y tratándome como la Belsie que siempre habían conocido.

Cuando uno se está sometiendo a un tratamiento intenso uno pierde control de todo, hasta de cómo se ve, lo que es parte de su identidad. El programa de tratamiento y los efectos secundarios gobiernan sus rutinas. Tener amigos que reconocieron y respetaron el proceso y mis temores, pero que se comportaron conmigo como siempre se habían comportado, fue un gran regalo. Hicieron posible que los disfrutara a todos y cada uno de ellos con sus personalidades únicas, como lo había hecho antes de enfermarme. Me recordaron una de las mejores cosas de la vida: tener relaciones gentiles, amorosas y divertidas.

Preguntas

Por supuesto que tiene peguntas. Su persona amada está enferma. Quiere saber qué está pasando, qué va a pasar y cómo encaja usted en este nuevo paisaje. Algunas de las preguntas que mis amigos y familiares me preguntaron fueron:

- ¿Qué clase de cáncer es?
- ¿Cómo afecta tu cuerpo?
- ¿Duele?
- ¿Cuál es el tratamiento?
- ¿Cuánto tiempo vas a estar en tratamiento?
- ¿Qué hace la médula ósea?
- ¿Qué son las células T?
- ¿Qué dicen los médicos?

Esta última pregunta es una forma indirecta de hacer la pregunta que nadie se atrevía a hacer directamente: *¿Vas a morir?*

No hay nada malo con desear respuestas a estas y otras preguntas. Lo importante es ponerse en el lugar de su amiga. Considere lo siguiente:

- Muchas personas van a hacer las mismas preguntas.
- La paciente no está durmiendo bien.
- La paciente está bajo estrés.
- La paciente está ansiosa, enfrentando la posibilidad de morir.

- La paciente se siente confusa con los términos médicos al empezar su tratamiento.
- Puede que la paciente todavía no entienda cuáles son sus opciones de tratamiento.

Por estas razones y otras más, puede que la persona no desee hablar de su enfermedad o su tratamiento. Puede que prefiera disfrutar del placer de su compañía y hablar de otras cosas. Con esto en mente, considere estas opciones:

- La paciente tendrá un grupo central de amigos y familiares. Diríjale sus preguntas a uno de ellos en lugar de preguntarle a la paciente.
- Si usted es parte de ese círculo de amigos y familiares, pregúnteles a los otros miembros, o ...
- Investigue por su cuenta para entender los conceptos básicos de la condición y tratamiento de la persona.
- Si es parte de ese círculo, pregunte a los médicos o enfermeras.

Si usted tiene una relación cercana con la paciente y discute estos asuntos con ella, tenga esto en mente:

- Sea respetuoso de su posible renuencia a entrar en detalles.
- Tenga cuidado con sus propias reacciones emocionales a la información que recibe. La persona puede estar en una condición emocional frágil. Una expresión de miedo en su rostro puede afectarla.
- Sea prudente con lo que dice cuando ella habla de su enfermedad y tratamiento. Antes de criticar a las compañías farmacéuticas y la medicina corporativa, averigüe lo que piensa su amiga al respecto.
- Recuerde la Regla de Hierro, cero cuentos tristes.

"Si Hay Algo Que Yo Pueda Hacer ..."

Cuando nuestro amigo Rubén se despide de sus amigos, les dice, "Bueno, ya sabes. Cualquier cosa que necesites ... arréglatelas como puedas."

Es un chiste, pero su chiste dice algo sobre las ofertas de ayuda. Este es uno de los errores más comunes que cometemos. Cuando decimos "Déjame saber si te puedo ayudar en algo," el resultado tiende a ser que no pasa nada. Esto es porque la mayoría de las personas no se siente cómoda pidiendo ayuda. Usted puede pensar que la renuencia de su amiga no es culpa suya. Usted está siendo sincera y si la otra persona no pide ayuda esa es su decisión. La verdad es que cuando ofrece ayuda con esas palabras, está prácticamente asegurándose que nunca va a tener que hacer nada. Si sinceramente desea ayudar, sea más específica.

Pregunte

Una forma de hacer esto es preguntar en qué puede ayudar. Esto le permite a su persona querida pensar en lo que necesita y cómo usted puede contribuir. Puede que le pida que le cuide sus plantas. Puede que le ayude a montar una página web para recaudar fondos para pagar por su tratamiento. Puede que le pida otra cosa. Eso dependerá de su relación con ella. Entonces usted puede decir, "Sí, puedo hacer eso," o "Si puedo, pero dentro de estos parámetros," o "Soy alérgica a los gatos, pero puedo recoger tu correo."

Ofrézcase

Otra manera de ayudar es ofrecerse a hacer algo específico: "Puedo pasear a tu perro ... Cuidar a tus niños mientras estás en tus citas médicas ... Lavar tu carro ... Preparar comidas ... ¿Qué te parece?"

Decir, "Si te puedo ayudar con algo ..." es impreciso.

Si quiere ayudar, ayude. Hable específicamente. Piense en sus talentos, sus recursos y relaciones, y encuentre la forma.

Un Consejo Sobre los Consejos

Cuando alguien que amamos está enferma, queremos ayudar. A veces, nuestro deseo de ayudar nos lleva a ofrecer consejos que no hemos analizado bien. Estamos en una situación desesperada. Sentimos que debemos ofrecer todas las opciones, no importa lo poco ortodoxas que sean. Tenga en mente que su amiga y su grupo de apoyo seguramente tienen las manos llenas. Están manejando síntomas, tratamientos y órdenes médicas, la logística y las finanzas. Ofrecer sugerencias sobre curas milagrosas o arengar contra la medicina convencional puede sembrar confusión y ansiedad.

Si está intrigada por tratamientos no convencionales o tiene sugerencias nutricionales que ofrecer, hágale un favor a su amiga. Investigue estas ideas en más detalle antes de presentarlas. Muchas personas están dispuestas a intentar cambios en sus dietas y otros remedios siempre y cuando no interfieran con su tratamiento médico. Si se toma el tiempo de investigar antes de presentar sus ideas, aumentará las probabilidades de que su amiga acepte sus consejos.

Resista la tentación de ofrecer consejos a menos que esté segura de que van a ser útiles. Mire dentro de su corazón. El ego puede engañarnos. Recuerde, esto no tiene que ver con usted. Tiene que ver con su amiga.

Una de las hermanas de mi madre es vegetariana y sabe mucho sobre los beneficios de las frutas y los vegetales. Le dijo a mi madre que el jugo de zanahoria es bueno para fortalecer las defensas del cuerpo. Eso fue todo lo que hizo falta para que mi madre me diera galones de jugo de zanahoria todas las semanas. Estaba en pie de guerra y me iba a dar todo lo que pareciera ayudarme. Yo lo recibí de buena gana. Siempre que no interfiriera con mi tratamiento, aceptaba lo que fuera. Al poco tiempo mi piel desarrolló un tono anaranjado. Me recordó cómo, de adolescente, usaba protector solar que me teñía la piel de un tono similar. Si hubiera sabido entonces sobre los beneficios de jugo de zanahoria, me habría salvado de estar asándome al sol.

No todo el mundo está igualmente abierto a probar cosas fuera de su zona de confort. Siga la iniciativa de su amiga. Ofrezca su consejo. Si ella no se muestra receptiva, no se aferre a sus expectativas. Usted es más que una fuente de remedios para su amiga. Usted quiere verla sana y cree que tiene algo que puede ayudarla, pero es su cuerpo, su camino, su decisión.

"No salga de vuestra boca ninguna palabra mala, sino sólo la que sea buena para edificación, según la necesidad del momento, para que imparta gracia a los que escuchan."

Efesios 4:29

Cosas Que Dice La Gente

Nos ha pasado a todos. Nuestras intenciones son buenas, pero abrimos la boca en situaciones delicadas y nos abrumamos. Decimos lo que no es. A veces ni nos damos cuenta. Eso es lo peor. Otras veces es como si pudiéramos ver las palabras salir de nuestras bocas en cámara lenta, pero es demasiado tarde. No podemos creer lo que hemos dicho.

En las páginas siguientes encontrará algunos ejemplos de cosas que la gente dice y los desafortunados efectos que estas palabras aparentemente inocentes pueden tener. Pero no vamos a detenernos ahí. También voy a ofrecer alternativas positivas para expresar empatía y apoyo.

¿Por qué hacemos comentarios inapropiados? La causa más común es el miedo. Miedo a sufrir, miedo a la muerte, miedo —irónicamente— a decir algo inapropiado. Una forma de manejar ese miedo es reconociéndolo. Mire dentro de sí y acepte que esta situación hace que le asalte el miedo. ¿Y por qué no iba a ser así? Entonces, siéntese con su miedo y acéptelo sin vergüenza. Es normal. Todos tenemos miedo a la muerte o a perder un ser querido. Abra su corazón y su mente y verá un mejor camino. Ore y pida iluminación. Piense en un momento difícil de su pasado. Recuerde lo que le dijeron entonces. Decida qué le ayudó y qué no le ayudó.

Si encuentra que ha sido culpable de decir una o más de las cosas que encontrará listadas, no se sienta mal. Está en buena compañía. Lea las secciones siguientes y abrace estas ideas. Un poco de reflexión puede ser muy útil para ayudarle a apoyar a esa persona enferma.

Entonces vaya, y no peque más.

No Es Nada

Hay un plazo entre la detección de los síntomas y un diagnóstico definitivo. En ese plazo, amigos y familiares bien intencionados dicen, "Seguro no es nada." Ofrecen anécdotas sobre ellos mismos o sobre otras personas que tuvieron síntomas similares y descubrieron que no tenían nada serio.

Usted puede pensar que está tranquilizando a esta persona a la que quiere. Lo que puede estar pasando es que está expresando su miedo de perderla. Su miedo es natural, pero en lugar de descontar la realidad que su amiga puede estar enfrentando, obtenga apoyo para usted mismo en otros. De esa manera, puede enfocarse en estar presente y en mostrarle empatía a su amiga.

La negación no apoya a su amiga. Actuar como si no fuera nada, o como si no fuera serio, envía el mensaje que usted no comprende cómo ella se siente. Esto la hace sentirse sola.

Escuchar y hacer preguntas que le den la oportunidad a la persona enferma de hablar acerca de sus sentimientos le permitirá esa persona expresar sus temores. De esta manera, puede dejarle saber que usted la respalda.

No crea que necesita resolver la situación o eliminar su dolor. Lo que aliviará el dolor de su amiga es sentirse comprendida y sentir amor incondicional.

Tenga en mente que una cosa es ser positivo y otra cosa es descontar lo que su amiga está enfrentando.

Todo Va a Estar Bien

Sí, ese es su deseo y las palabras son poderosas. Sin embargo, ni siquiera los médicos que están tratando a su amiga saben lo que va a pasar. La medicina es un juego de probabilidades. Hay demasiados factores que afectan el resultado.

Frases como "todo va a estar bien" pueden sonar huecas. Su amiga puede sentir que usted está descontando sus sentimientos, no que está apoyándola positivamente.

Frases como "estoy orando por ti" o "espero que todo salga bien" dicen que usted comprende que la situación es difícil, pero se está manteniendo positiva. Esto invita a la otra persona a mantenerse positiva también, pero sin ignorar los sentimientos de la otra persona y dando el ejemplo de cómo no dejarse dominar por el miedo.

Pedirle a su amiga que comparta su sentir le da la oportunidad de expresarse y no dejar que sus emociones se acumulen dentro de ella. Esta represión puede causarle ansiedad. Puede hacer que se sienta sola.

Algo que puede ser útil es guiarla de vuelta al presente una vez haya expresado cómo se siente. Por ejemplo, si no ha recibido resultados de pruebas de laboratorio todavía, le puede decir, "¿Qué te parece si engavetamos ese tema y lo examinamos más tarde?" Entonces trate de cambiar el tema. Invítela a hacer algo. Cuéntele de una película que haya visto o un libro que haya leído y pídale su opinión acerca de las historias o ideas que haya compartido. Invítela a un juego, un cine, a salir de compras o a visitar a un amigo mutuo. Hable sobre las cosas que la rodean, no de sus pruebas o sus temores. La idea es ayudarla a vivir en el presente y a disfrutar la vida que tiene hoy.

Vas a Salir de Aquí en Poco Tiempo

Las personas que estén enfrentando enfermedades que amenacen sus vidas deben evitar el optimismo excesivo tanto como el pesimismo excesivo. El Dr. Viktor Frankl nos dice por qué.

Frankl, autor de *El Hombre en Busca de Sentido*, notó un patrón durante el tiempo que pasó de prisionero en campos de concentración alemanes. Aquellos prisioneros que llegaban a los campos convencidos de que los aliados pronto los rescatarían se decepcionaban rápidamente. Entonces perdían la esperanza y la voluntad de vivir. En general, su expectativa de vida era corta. En el otro extremo estaban aquellos que se rendían de inmediato. Ellos también tenían expectativas de vida cortas. Aquellos prisioneros que aceptaban que iban a ser prisioneros por mucho tiempo, pero que aún así seguían creyendo en que eventualmente serían libres, se ajustaban mejor. Estos tendían a vivir más.

Las observaciones del Dr. Frankl son importantes para aquellos que enfrentan enfermedades graves. Es mejor buscar un balance. Es preferible aceptar que el tratamiento va a tomar tiempo. Es mejor aceptar que traerá dolor y que el final feliz no está garantizado. Y es mejor hacer esto mientras toman las cosas día a día y buscan razones para encontrar consuelo.

Lo mismo es cierto para los familiares y amigos de la persona enferma.

Las expresiones de optimismo excesivo pueden irritar a la persona. Ella está consciente de la seriedad de su situación. Puede tomar sus palabras como señal de que está descontando su dolor y su miedo. Además, la decepción que probablemente seguirá a ese optimismo excesivo será evidente en algún momento. Esto se convertirá en una carga adicional para su ser querido. Esto es lo último que necesita. Busque el punto medio.

No Llores

La tristeza es una reacción natural cuando su amiga está enfrentando un peligro mortal. Si usted no reconoce esa verdad, su amiga puede sentir que usted no entiende lo que ella está viviendo. Puede terminar retirándose dentro de sí misma, perdiendo la esperanza de que alguien pueda entender lo que está sintiendo. No hay peor enfermedad que la soledad.

A menudo llevamos la idea errónea de que al decir "no estés triste" o "no llores" estamos ayudando a aliviar el dolor de la persona. Puede que usted se sienta mejor si su persona amada deja de llorar, pero esto solo le impone a ella otra carga. Ahora tiene también que encargarse de los sentimientos de sus amigos. Al final, ni su dolor ni el dolor de su ser querido se aliviará con esas frases. Sin embargo, el silencio y los gestos gentiles pueden ayudarle a sentir su amor y consolar su corazón.

Preguntarle sobre sus sentimientos le ayudará a procesar su dolor. Permita que la persona lo guíe. Si ve que no responde, permítale su espacio. Puede que no esté lista. Su interés no va a ofenderla, pero no insista. Dele tiempo y pregunte de nuevo más tarde.

¿Has Vomitado el Día de Hoy?

Hay asuntos personales que preferimos no recordar o que preferimos no discutir con otros. A menos que su amiga los mencione, no los toque. Créame, los mencionaremos cuando necesitemos hablar de ellos. La mayoría de las veces vamos a preferir hablar de otra cosa. Pasamos todo el día con nuestros síntomas y tratamientos. Aunque de vez en cuando necesitamos desahogarnos, permita que su amiga escoja el momento y la razón. Mientras tanto, ¡hable de otros temas!

¡Caramba! ¡Has perdido peso!

Eh … ¿gracias?

Su amiga sabe que ha perdido peso.

Si usted tiene información sobre suplementos alimenticios o jugos, siéntase en libertad de ofrecerlos, pero sepa que a algunos no les van a gustar esas sugerencias. Puede ser mejor hablar con un miembro de la familia en lugar de hablar con la persona enferma.

Yo recibía bien cualquier sugerencia de suplementos naturales o que proveyeran nutrientes. Mi tratamiento afectó mi apetito y arrasó con mi sistema digestivo. Le daba la bienvenida a cualquier cosa que me ayudara a obtener nutrientes sin causarme molestias estomacales. Los jugos y los batidos preparados que compraba en supermercados y farmacias me resultaban mejor que las comidas convencionales. Recuerdo que a veces eran lo único que podía ingerir. Tenía que tomármelos poco a poco para asegurarme de que no me cayeran mal. Mi madre me decía, "Tómatelo como si fuera medicina" y eso me ayudaba. Yo había empezado mi tratamiento diciendo, "Si voy a pasar por este tratamiento, voy a jugar para ganar". Por eso veía los batidos y los cambios de dieta como herramientas que me ayudarían a lograr mi objetivo.

Los comentarios del peso que ha perdido la persona enferma no ayudan. Lo que ayuda es apoyar a esa persona y celebrar lo que le funciona.

¿No Has Pensado en Usar una Peluca?

Durante mi enfermedad, mi hermano se convirtió en mi ángel guardián y el CEO de mi vida. Había estado viviendo en el extranjero y había vuelto a ayudarnos a mi madre y a mí. Ayudó a coordinar todo lo relacionado a mi tratamiento. Un día estaba reparando algunas cosas en la casa de mi madre y tenía que salir a comprar materiales. Le oí abrir la puerta del carro y salí. Le pregunté a dónde iba. Me sentía segura con él y era buena compañía. Me invitó a ir con él para que saliera de la casa y cambiara de ambiente.

"Espera," le dije. "Déjame buscar algo para ponerme en la cabeza."

Para ese entonces estaba calva y aunque nunca quise usar peluca, sí usaba sombreros y pañoletas.

"Estás bien así," me dijo. "Vámonos."

Sonreí y me monté en carro y nos fuimos. Recuerdo bajar el visor para mirarme al espejo.

"Te ves bella," me dijo.

"La gente me va a mirar como si fuera de otro planeta," le dije yo.

Nunca había visto a una mujer calva caminando por nuestro pueblo o por ningún otro pueblo.

"Es un asunto de actitud," me dijo. "Si caminas con la cabeza en alto, sintiéndote bella, la gente solo va a ver a una mujer hermosa."

Este es uno de mis hermanos mayores. Todo lo que me ha dicho siempre ha tenido un gran impacto en mí. Caminé erguida a su lado (con todos mis cinco pies cero de estatura) y me noté que nadie me estaba mirando como yo temía que me iban a mirar. Recuerdo que tenía una gran sonrisa en la cara y lo miraba como diciendo, "Tenías razón."

Él también sonreía. Su sonrisa decía, "Estoy orgulloso de ti."

Entonces fue que empecé a sentirme bella. Nunca me había sentido linda mientras crecía. La quimioterapia me liberó del cáncer —¡y de algunas inseguridades también!

La apariencia física es importante para hombres y mujeres, así que, si no puede ayudar diciendo algo positivo, es mejor no decir nada. Respete los deseos de su ser querido y permita que le guíe. Ya sea que decida cubrirse la cabeza o no, usar maquillaje, vestirse de manera elegante o casual, enfóquese siempre en lo positivo, nunca en lo negativo.

Tienes Que Salir de La Casa

Dependiendo de la severidad del tratamiento, tenemos poco control sobre nuestras vidas. Nuestros calendarios están llenos de citas médicas. Los efectos secundarios de los tratamientos nos dejan sin energía para labores diarias. Ni siquiera nos vemos como nos veíamos. Estaremos más receptivos a sugerencias sobre lo que debemos hacer o no hacer si nos habla como si fuéramos su colega o amiga saludable. Cuando estamos saludables, nuestros amigos nos invitan a hacer cosas con ellos. No nos dan órdenes o sermones.

Cuando piense en qué hacer o decir, piense en la normalidad. No hay nada que deseemos más que sentir que hemos recobrado nuestras vidas. Queremos sentir nuestras vidas como las sentíamos antes de enfermarnos. Queremos volver a cuando no teníamos que preocuparnos acerca de luchar por nuestras vidas. Todavía recordamos cuando podíamos comer lo que se nos antojara. Queremos sentirnos como nos sentíamos cuando mirábamos hacia el futuro sin miedo de nunca llegar allá.

Si siente que su ser querido debería salir más, extiéndale una invitación a salir.

¡Hoy He Tenido Un Día Terrible!

¿En serio?

Es cierto que la honestidad es la mejor política en toda relación, pero pongamos las cosas en perspectiva. Su ser querido o familiar está luchando por su vida. A menos que usted esté luchando por su vida también, es improbable que su día haya sido tan malo.

Hable sobre su día, pero recuerde con quién está hablando. Si se enfoca demasiado en lo negativo de su vida, perderá la oportunidad de escuchar lo que está pasando en la vida de su ser querido. De hecho, estar en compañía de alguien que está luchando por su vida es un recordatorio de algo importante. A pesar de sus propios problemas, usted tiene suerte de estar del otro lado. Cuente sus bendiciones, y compártalas.

74

Diga ESTO, No ESO

Diga:	No Diga:
¿Qué es lo que más te preocupa?	Seguro no es nada. Yo tuve un dolor así (o una infección, o una masa) y resultó no ser nada. Mi tía tuvo los mismos síntomas y resultó no ser nada.
No puedo saber cómo te sientes, pero me imagino que es intimidante. Puedes contar con mis plegarias y buenos deseos ... ¿Qué estás pensando? Dependiendo de ella, tómele la mano, abrácela. Lamento que tengas que pasar por esto. Estoy aquí a tu lado.	No estés triste. No llores.

¿Has recibido los resultados de tus exámenes? ¿Qué dijo tu médico? ¿Cómo te sientes sobre lo que dijo tu médico? ¿Te gustaría que orara contigo? Rezaré para que todo salga bien.	Todo va a salir bien. No te vas a morir.
¿Cómo está tu apetito?	¿Vomitaste hoy?

Me contaron de un restaurante nuevo. Si te parece, me encantaría ir contigo. ¡Yo invito! Recuerdo cómo te gusta comer [un tipo de comida o restaurante]. ¡Vamos! Tengo antojo de comer [algo]. Ven conmigo. Me preocupa tu pérdida de peso. ¿Cómo está tu apetito?	Te estás desapareciendo. Estás muy flacuchenta. Has perdido mucho peso.
¡Me encanta la forma de tu cabeza! Ahora veo mejor lo lindos que son tus ojos. ¡Tienes una bella sonrisa!	¿Has pensado usar una peluca? Estás pálida.

Quiero dar un paseo. ¿Vienes conmigo? Necesito hacer algunas diligencias y no quiero ir sola. ¿Vienes conmigo? Estaba pensando en ir al parque/centro comercial/festival. ¿Con quién mejor que contigo?	Tienes que salir más de la casa.
Pasar tiempo contigo me mejora el día. No ha sido mi mejor día, pero me alegra estar contigo. Y tu día, ¿cómo va?	¡He tenido un día horrible!
Cuéntele a su ser querido historias sobre eventos positivos, lugares hermosos o recuerdos graciosos. O mejor aún, ¡haga planes!	Me contaron que la madre de un vecino se murió de algo parecido a eso que tú tienes.

79

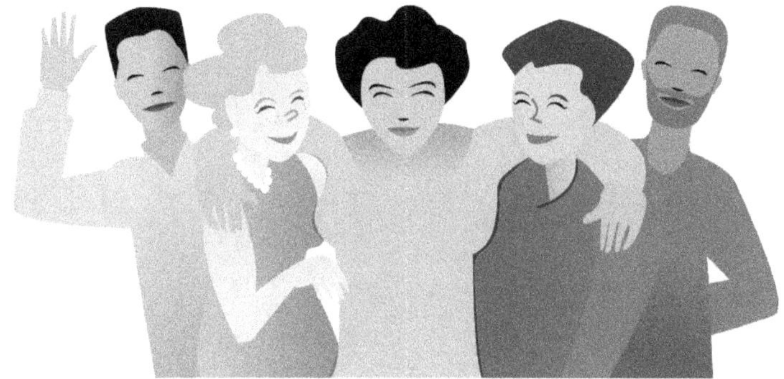

"Cuando uno hace las cosas desde el alma, se siente un río que se mueve por dentro, una felicidad."

– Rumi

QUÉ HACER

Hasta ahora hemos discutido lo que podemos decir cuando un ser querido está enfermo. Ahora discutiremos lo que otros y yo hemos encontrado útil y no tan útil durante nuestro tratamiento y recuperación. Algunos de estos ejemplos tocarán algunos de los tópicos de las secciones pasadas.

En esas otras secciones hemos visto como, a pesar de nuestras buenas intenciones, nuestros temores pueden llevarnos a decir cosas que no son constructivas. En algunos casos, nuestras palabras pueden tener consecuencias negativas para la persona que queremos ayudar. Lo mismo es cierto de las cosas que hacemos o no hacemos en estos casos. Con un poco menos de prisa y un poco más de reflexión podemos convertir esas buenas intenciones en buenas acciones. ¿Listos? Vamos adelante.

"Todo el mundo puede ser grande ... porque todo el mundo puede servir. No necesita un título universitario para servir. Solo necesita un corazón lleno de gracia. Un alma regenerada por el amor."

— Dr. Martin Luther King, Jr.

El Sorprendente Acto de Magia del Amigo Invisible

Una de las cosas que más me desconcertó fue cuando uno de mis amigos desapareció después de mi diagnóstico. Era un amigo cercano. Estábamos en contacto frecuente y yo sabía que él estaba al tanto de mi enfermedad. Sin embargo, nunca me visitó en el hospital, nunca me llamó. Ni siquiera me envió una tarjeta. Se convirtió en el amigo invisible. Al principio me sentí triste y decepcionada, porque esperaba más de él. Mientras fue pasando el tiempo, sin embargo, no solo me sentí triste al extrañarlo, sino que también me sentí triste por él. Me sentí triste porque entendí que mi amigo tenía miedo. También me sentí triste porque vi que su miedo de hacer o decir algo mal había sido más fuerte que su amistad.

No permita que su incomodidad y su miedo lo conviertan en el amigo invisible. Espero que para este punto ya usted tenga una mejor idea acerca de qué decir y qué no decir. En cuanto a qué hacer, lo primero que conviene tener en mente es esto: esté presente.

Todo lo demás viene después. Si puede ir al hospital, vaya al hospital. Si puede visitar a su ser querido en su casa, vaya a la casa. Si está usted muy lejos para ir en persona, levante un teléfono. Envíe un mensaje por correo electrónico. Envíe un mensaje por texto. Si su ser querido no está lo suficientemente saludable como para contestar, probablemente alguien en su círculo está revisando sus mensajes. Por lo menos su persona amada sabrá que usted hizo un esfuerzo.

No importa quién le conteste, dele seguimiento. De nuevo, no hace falta que tenga usted un gran talento para escribir. El hecho es que una vez la novedad del diagnóstico se disipa, la gente vuelve a sus rutinas y pierden contacto. Su persona amada puede sentirse sola en el hospital —o en su hogar— si está enferma por mucho tiempo. Recibir noticias suyas de tanto en tanto, aunque sea un breve mensaje, es más importante de lo que alcanza a imaginarse.

85

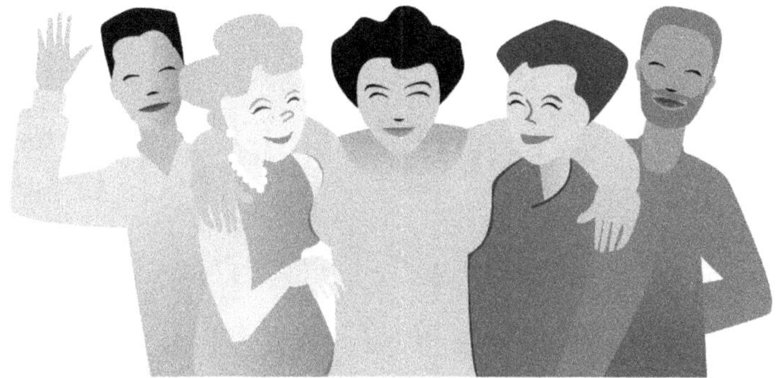

86

"Porque es al dar que recibimos".

-San Francisco de Asís

Sea Quien Siempre Ha Sido

Una de mis mejores amigas vino a visitarme. Me saludó como siempre. Empezamos a hablar como siempre. Hablamos de amigos mutuos y nos pusimos al día sobre quién había hecho qué y quién le había dicho qué a quién. Vimos algunos catálogos y hablamos de modas: lo que nos gustaba y lo que no. Hicimos chistes y nos reímos y nos bebimos un jugo y hablamos más. Miramos más catálogos. Entonces se puso el sol, la brisa se fue refrescando y nos dijimos adiós.

Cuando mi amiga llegó a su casa, habló con su madre por teléfono.

"¿Y cómo está Belsie?" le preguntó su madre.

"De lo más bien," le respondió mi amiga.

"¿Cómo va su condición?"

"Pues no sé."

"¿Y qué dicen los médicos?"

"No sé."

"¿Cómo que no sabes?"

"Pues no sé es que no sé."

"¿Pero no me dices que la acabas de ver?"

"Sí, la acabo de ver."

"¿Y entonces cómo puede ser que no sepas?"

"Es que no hablamos de eso."

"¿Y entonces de qué hablaron?"

"No sé ... de la vida."

Ahí está. Hablamos de la vida. Mi amiga, Dios la bendiga, hizo algo maravilloso: fue quien siempre había sido. Me trató, no como a una paciente de cáncer, sino como a su amiga de toda la vida. No se enfocó en mi enfermedad o en mis síntomas. Se enfocó en mí. Siendo quien siempre había sido, me permitió ser quien yo había sido antes de caer enferma. Esa es una de las muchas razones por las cuáles la quiero tanto.

Sea usted quien sea en la vida de su ser querido, sea esa persona. Haga lo que siempre hace. Sí, habrá algunas cosas que esa otra persona no podrá hacer mientras esté enferma. Puede estar enfrentando limitaciones. Puede que se canse rápidamente. Quizás no pueda exponerse al sol. Mucho puede ser diferente ahora, pero hasta donde le sea posible, siga siendo esa persona especial en la vida de su ser querido.

No hay que hablar de la enfermedad todo el tiempo. No tiene que estar tratando de levantarle el ánimo todo el tiempo. Si usted es el amigo que siempre hace chistes, sea ese amigo. Si usted es la amiga que siempre tiene recetas para compartir, sea esa amiga. Si usted es quien siempre provee el análisis político, siga siéndolo. Recuerde que usted

juega un papel en la vida de su ser querido que nadie más
puede jugar.

89

Respete los Deseos de su Amiga

Puede que usted tenga algunas ideas sobre lo que le conviene a su ser querido enfermo. Como siempre, sus intenciones son buenas. Quiere ver a esa persona saludable una vez más. Quiere verla feliz. Pero quizás esa persona tiene un punto de vista diferente. Quiere estar saludable y feliz también, pero puede que no esté de acuerdo con usted sobre los pasos que debe tomar para lograr esas metas. Si tienen diferencias de opinión, respete los deseos de su ser querido. Mientras no se esté haciendo daño, déjese guiar por ella.

Este principio se aplica a muchas cosas.

Si usted piensa que debe salir más de la casa y la persona prefiere quedarse en casa, respete sus deseos. Puede que no tenga la energía para salir.

Si siente que la persona debe probar una batida que usted ha descubierto, pero ella no quiere, respete sus deseos. Puede dejarle la receta. Los tratamientos a veces afectan cómo nos saben las cosas. Lo que le sabe delicioso a usted le puede saber a cartón a esa persona. Quizás lo quiera probar más tarde.

Si la persona prefiere usar una peluca y usted piensa que debe descubrir su cabeza, respete sus deseos. Mencione que le parece que se ve bien con la cabeza al descubierto y déjelo ahí. Alguna gente necesita un poco de tiempo para ajustarse a su nueva apariencia. Otras nunca se adaptan.

Si la persona prefiere cubrirse la cabeza con pañuelos de colores vivos, o si es una mujer y prefiere usar sombreros de hombre, mientras que usted piensa que debería usar una peluca, deténgase y reflexione un momento. ¿Está la persona disfrutando de sus pañuelos? ¿Está coleccionando sombreros? Respete sus deseos. Con un poco de suerte recuperará su cabello eventualmente. Mientras tanto, deje que se divierta escogiendo cómo cubrirse la cabeza.

Si la persona decide que este es el momento perfecto para hacerse vegana, respete sus deseos, siempre y cuando reciba la nutrición que necesita. Puede que usted no tenga ningún deseo de hacerse vegana, pero su ser querido no ha perdido la facultad de tomar sus propias decisiones por haberse enfermado. ¿Quién sabe? Puede que a usted llegue a gustarle la comida vegana también.

Dé un Paso al Frente: Ofrézcase

Mi querida amiga Mari venía a visitarme todos los días. Un sábado se sorprendió al encontrar mi cuarto a oscuras. Las luces estaban apagadas y las ventanas cerradas. Esa no era la situación normal. Mi madre siempre se aseguraba que entrara luz natural a mi habitación. Sentía que la luz me ayudaba a estar de mejor humor.

"¿Y esta oscuridad?" preguntó Mari. Le conté que me había despertado con conjuntivitis y que la luz me molestaba. Mari expresó su empatía y seguimos conversando. Al rato se excusó diciendo que volvería más tarde. Volvió una media hora después. Traía un par de lentes oscuros que se enganchaban sobre mis espejuelos y *¡violà —* hágase la luz! Pudimos abrir las ventanas y permitir que entrara la luz del sol. Esto fue de gran ayuda para mi madre, que estaba a mi lado día tras día.

Nadie le había pedido a Mari que hiciera algo. Ni mi madre ni yo nos habíamos quejado de la oscuridad del cuarto. Mari simplemente notó la situación y tomó la iniciativa para encontrar un remedio.

Si ve una oportunidad similar de hacer algo que pueda ser útil, tome usted también la iniciativa. Si lo que quiere hacer no es tan sencillo, pregúntele a su ser querido si le importa que usted lleve a cabo su plan. Recuerde aquel principio de "Si hay algo que pueda hacer ..." Ofrézcase para hacer algo específico.

¡Todos Juntos!

Un grupo de mis antiguos compañeros de colegio y yo estábamos coordinando la celebración de nuestro 10mo aniversario de graduación cuando recibí mi segundo diagnóstico. Ya habíamos adelantado bastante y esperábamos con emoción el gran día, pero tuve que mudarme para recibir tratamiento. Fue una gran decepción para mí. Recuerdo preguntarme el día de la fiesta quién habría asistido y cómo estarían las cosas.

Unos días más tarde, mi amiga Lourdes vino al hospital. Tenía con ella una tarjeta enorme, de tres pies de alta. Tenía ilustraciones que había dibujado ella misma y mensajes de mis compañeros. Les había pasado la tarjeta a todos para que la firmaran. Lourdes es una persona generosa y muy talentosa que aprovecha toda oportunidad de servir. También había grabado saludos de mis compañeros. Expresaban su amor y enviaban sus buenos deseos. ¡Leer los mensajes y ver el video fue una el mejor regalo! Me tocó el corazón. No hay duda de que el amor sana. La alegría en sus voces y sus cálidos mensajes me dieron nuevas fuerzas para continuar con mi tratamiento. El esfuerzo en conjunto y sus palabras me recordaron lo bello de la conexión, de compartir y expresar amor. Yo nunca habría pensado en formas tan creativas de llevar alegría al corazón de una persona.

Observe, escuche y deje que su corazón le guíe. Puede que usted solo pueda dibujar figuras de palitos. Sus habilidades cinematográficas pueden dejar a la gente mareada. Pero quizás pueda tomar fotos de lugares bellos, cocinar, ir al supermercado o darle un baño al perro de su ser querido. Todo cuenta ¡créame! Cada gesto apoya el proceso de sanación.

¡Llegó el Correo!

Conocí a Manolo antes de mi diagnóstico, cuando vino desde España a visitar a su familia en Puerto Rico. Entonces volvió a España y pasaron los meses. No volví a saber de él. Cuando su familia le dijo que yo estaba enferma, empezó a escribirme cartas.

Sí, cartas. En papel. Por correo. No por correo electrónico, no por mensajes de texto, no por medios sociales. Sus cartas llegaban en sobres con un borde azul y rojo. Cada vez que llegaba el correo, miraba el paquete de sobres y sabía si había carta de él.

Las cartas eran cartas amistosas que me transportaban a otro mundo. También me enviaba libros de diferentes temas. Me enviaba libros de filosofía y de poesía. Manolo estaba en otro continente, a miles de millas de distancia. Estaba en otra zona horaria, pero me daba otra razón para pensar en el futuro.

Aún hoy, siento que hay algo especial en recibir una carta en papel. Escríbale cartas a su ser querido enfermo. Tome pluma y papel. Seleccione una tarjeta alegre o bonita o un buen papel. Escoja un sello postal especial. No tiene que ser una gran escritora de cartas como Gabriela Mistral o Julia de Burgos para escribir buenas cartas. Solo tiene que ser una buena amiga.

Visitas al Hospital

Los hospitales no son divertidos. Las enfermeras nos despiertan y nos pinchan a toda hora. Eso, además de todo el asunto de estar enfrentando una enfermedad que amenaza nuestras vidas. Por estas razones, nos gusta darle la bienvenida a nuestros queridos amigos cuando vienen a visitarnos, pero a veces estamos demasiado cansadas o enfermas para recibir visitas. Por eso, es bueno llamar antes de salir para confirmar que su ser querido está en condiciones de recibir visitas.

Visitar a su ser querido, sin embargo, no es la única razón para ir al hospital. Como hemos visto, aquellos que cuidan de la persona enferma también necesitan apoyo. Su visita puede ser la oportunidad que esa otra persona necesita para salir a caminar, ir a un cine o recibir un masaje. Puede que pase su visita conversando con esa otra persona mientras la persona enferma duerme. Esto le provee a esa persona un buen cambio en su rutina. Puede que descubra durante su visita que la persona enferma necesita algo, como unas pijamas nuevas, y entonces puede salir a comprarlas.

Hay muchas razones para ir al hospital. Solo recuerde algunas cosas.

• Si su ser querido está en una habitación compartida, sea considerado con el otro paciente.

• Aun cuando su ser querido esté en una habitación privada, tenga en cuenta el espacio disponible. Si hay demasiados visitantes en la habitación, salga al pasillo un rato. Vaya a tomar el aire.

• Esté consciente del volumen de su voz. Es bueno reír con sus amigos, pero recuerde que hay otros pacientes cerca de usted.

• Durante algunas etapas del tratamiento, el sistema inmunológico de su ser querido puede estar débil. No visite si no se siente bien. Si está resfriado, quédese en su casa.

• Respete las reglas. Si le piden que use una mascarilla, úsela. Si la mascarilla le molesta, excúsese y planifique su visita para otro día.

• Lávese las manos siempre que vaya a visitar, aun cuando no esté pensando en tocar a la persona enferma.

• Recuerde la Regla de Hierro: cero historias trágicas.

Visitas al Hogar

Con un poco de suerte, su ser querido estará de vuelta en su casa después de un corto plazo. Estará continuando su tratamiento como paciente externo o descansando mientras se recupera. Es fácil imaginarse que una vez la persona está en su casa, está bien. Esto no es necesariamente cierto. Puede que todavía tenga síntomas difíciles o efectos secundarios de su tratamiento. Además, la persona puede sentirse aislada mientras está enferma en su casa.

En mi caso, tuve que dejar de trabajar, así que entregué mi apartamento. Afortunadamente, mi madre me recibió de vuelta en su casa. Una de mis cosas favoritas mientras estaba entre sesiones de quimioterapia era recibir a mis amistades en casa de mi madre.

Visitar a su ser querido en su casa le ofrece muchas oportunidades. Puede:

• llevarla al cine.

• escuchar música y quizás hasta bailar.

• traer comida que no podía llevar al hospital.

• jugar juegos de mesa.

• ver si su ser querido necesita ayuda en su casa.

• ayudar con la lavandería.

- planchar algunas cosas.

- sacar al perro a pasear.

- cambiarle la arena al gato.

- echarle agua a las plantas.

- recoger ropa de la tintorería.

- leer en voz alta.

Puede hacer todo esto y más, siempre teniendo en mente que lo mejor que puede hacer es seguir siendo la misma persona que ha sido hasta ahora.

No espere que la persona enferma lo atienda. Usted es el huésped en la casa de esa persona, pero no quiere darle más trabajo durante su visita. Si necesita algo (un vaso de agua, por ejemplo), pregunte si se lo puede servir usted.

También es importante llevar cuenta del tiempo. Puede que su ser querido no se sienta bien diciéndole que necesita descansar. No quiere sentir que le está sacando de su casa. Recuerde que la persona no tiene su nivel usual de energía. Sepa cuándo ha llegado la hora de despedirse. Si la persona se queda dormida durante su conversación, retírese en silencio.

Finanzas

En nuestra cultura occidental, la mayoría de nosotros nos sentimos incómodos hablando de dinero. Sin embargo, la realidad es que, especialmente en los Estados Unidos, los costos médicos son altísimos. Enfrentar una enfermedad seria puede presentar serios retos a una familia. Sume usted a eso que la productividad del paciente puede bajar hasta cero, y la familia enfrenta un reto doble. ¿Qué puede hacer usted para ayudar en una situación así?

Todo Cuenta

Primero, recuerde que todo cuenta. Si usted es capaz de ofrecer un apoyo financiero importante, por supuesto, hágalo. Si no, todavía puede ayudar. No menosprecie su capacidad de ayudar porque no puede expedir un cheque grande. Puede ayudarle a su ser querido a ahorrar preparando comidas. Puede ayudar con el mantenimiento y aseo de la casa y con otras cosas.

Un Verdadero Regalo

Ya sea que vaya a ofrecer efectivo o no, recuerde que un verdadero regalo no tiene condiciones. Si hace un regalo, abra su corazón al igual que su mano. Ofrezca el regalo y desapéguese de cualquier deseo de controla cómo la otra persona utiliza su dinero. Sí, usted puede haberle dado el dinero, pero le pertenece a la otra persona. Haga las paces con ese hecho. Si siente que tiene el derecho de decirle a la otra persona cómo invertir sus recursos, piénselo mejor. Si

no puede desapegarse de su deseo de controlar, está dando
para recibir. Eso no es un regalo. Es una transacción.

Préstamos

Cuidado con prestar dinero. Si su ser querido está
enfrentando una enfermedad que amenaza su vida, es
posible que no pueda pagarle nunca. ¿Está usted en posición
de decirle adiós para siempre a ese dinero? El viejo dicho
dice que, para conservar amistades, "ni prestes ni pidas
prestado." Nunca es más cierto ese dicho que cuando la vida
de una persona amada está en la balanza.

Sea Gentil

Recuerde que la mayoría de la gente se siente incómoda al
hablar de dinero. Tenga mucho tacto al abordar el tema,
especialmente si no es miembro del círculo íntimo de la
persona.

La Cocina

Luego de fuertes sesiones de quimioterapia, mis contajes de células blancas se desplomaron. No tenía energía, mi apetito desapareció, y hasta los comerciales de comida en la televisión me daban náuseas. Raquel era una amiga de mi tía. Yo no la conocía antes de mi enfermedad. Asumió el rol de ángel guardián para mi madre y para mí. Era una mujer sencilla, inteligente y elegante. Era de gentil proceder, pero vivía su compromiso de servir a los demás. Raquel era también nuestra defensora en el hospital y nos apoyaba consistentemente.

Un día vino a visitarnos, pero, en lugar de aparecerse en el hospital como de costumbre, nos llamó primero. Nos preguntó cómo me sentía del estómago. Era el día perfecto para hacerme esa pregunta. Me estaba empezando a sentir mejor y quería comer algo que no fuera del hospital. Me preguntó si se me antojaba algo en particular. Le dije que quería un plato de pasta que solía comer en una cadena de restaurantes en Puerto Rico. Raquel decidió que iba a encontrar ese plato. Fue de restaurante en restaurante por toda la ciudad. Una y otra vez salió sin encontrarlo, hasta que por fin encontró algo muy similar.

Ese gesto significó tanto para mí que todavía lo recuerdo más de veinte años después. Raquel sabía cuán importante era que me alimentara bien. Pensó, "Si se está sintiendo mejor, un plato tentador puede estimularle el apetito. Así logrará ingerir algunas calorías." Alcanzó ambas metas. ¡En esos días no me preocupaba por subir de peso!

Raquel había estado prestando atención. Entendió que una comida caliente y deliciosa era algo que podía ofrecerme para apoyar mi recuperación. Nadie le pidió que fuera a correr por la ciudad buscando el plato que se me había antojado comer. Ni siquiera era mi tía. Nunca me había visto antes de mi enfermedad, pero dejó que la compasión le indicara el camino y yo estaré eternamente agradecida.

Si puede seguir el ejemplo de Raquel, por favor hágalo. Hasta una sola comida es importante. También puede organizar a un grupo de amistades que se tomen turnos preparando comidas, ¡o hasta un bizcocho de vez en cuando!

Su ser querido se lo agradecerá.

Día de Limpieza

La quimioterapia y otros tratamientos debilitan nuestras defensas naturales. Esto nos deja expuestos a todo tipo de enfermedades. Es por eso que es tan importante mantener nuestro ambiente limpio. Los gérmenes y los alérgenos pueden afectar a las personas enfermas más que a otras personas. Cuando vaya al hospital, los doctores pueden pedirle que use una mascarilla. La mascarilla bloquea los gérmenes que usted pueda llevar consigo. Los gérmenes pueden viajar en microgotas de saliva que pueden flotar hasta dos metros delante de usted mientras habla.

Antes de volver a la casa después de una estadía prolongada en un hospital es necesario asegurarse de que la casa esté limpia. Si su ser querido no tiene ayuda doméstica, esta labor puede tocarle a otros. Su cónyuge, sus familiares o sus amigos deben asegurarse de que su ambiente esté limpio para su regreso a la casa. Es improbable que su ser querido pueda colaborar en esas labores por algún tiempo.

Ayudar en esta área puede conllevar pagarle a alguien que haga el trabajo. Puede pagarle usted o con la ayuda de otros amigos. También puede querer hacer el trabajo usted o tomando turnos con otros. Sea lo que sea que pueda usted hacer, es importante recordar que un espacio limpio es fundamental para una persona que está enfrentando una enfermedad grave. Esto no es solo por razones de salud física. Un espacio limpio y organizado también ayuda al estado anímico de la persona enferma. Esto le ayudará a

concentrarse en lo que debería ser su único trabajo de
momento: ponerse bien.

105

¡Vámonos de Paseo!

A veces alternaba entre sesiones de quimioterapia y noches en la sala de emergencias. Esto era cuando me bajaban mis plaquetas. En los días buenos, nos íbamos de paseo. Estaba viviendo en Puerto Rico, que es una isla tropical. El tiempo era perfecto la mayor parte del año y había muchísimos lugares bellos que visitar. Mientras tuviéramos cielos claros y yo me sintiera bien, mis compañeros de sanación (mi pandilla) y yo nos montábamos en un carro y nos íbamos a pasear. La pandilla usualmente incluía a mi hermano y algunos amigos y amigas. Otras veces mirábamos un mapa de la isla y leíamos revistas y planeábamos excursiones futuras. Aprendí mucho sobre mi isla en esos días. También disfruté de días maravillosos que me hacían olvidar que estaba luchando por mi vida. Siempre los recordaré.

Sé lo que está pensando: "Eso está muy bien para ti, Belsie, pero you no vivo en un paraíso tropical." Entiendo. No todo el mundo vive en Puerto Rico, o en Hawaii, o en Cayo Hueso. Pero ya sea que viva en Cancún o en la Patagonia, hay lugares cerca de usted que ha querido visitar. Busque jardines botánicos, parques estatales o nacionales u otros lugares de interés, como las Ruinas de Tulum, en México, El Salar de Uyuni, en Bolivia, la estatua del Redentor en Brasil o la ciudad de Cartagena, en Colombia. ¿Qué tal la bahía fosforescente de La Parguera, en Puerto Rico, o las cataratas de Iguazú, entre Argentina y Brasil? El mundo está lleno de lugares hermosos e inspiradores. Vaya en cuanto el tiempo lo permita.

Puede hacer un viaje de un día. Puede quedarse de un día para otro. Estas son las cosas que siempre están disponibles, pero las dejamos para más tarde. Para mi familia, para mis amistades y para mí, la posibilidad de nunca ver esos lugares nos llevó a tomar carretera. Una vez empezamos, nos encantó la idea. Ahora nos aseguramos de hacer viajes por carretera cada vez que podemos.

¿A dónde irán en su próximo viaje? ¿Dónde ayudará a su ser querido a crear recuerdos nuevos? El mundo es grande y hermoso. No hace falta gran cosa. Solo necesita un carro y un espíritu viajero.

Seleccione un destino. ¡Arranque!

La Religión y la Espiritualidad

En una situación de vida o muerte, la mayor parte de nosotros apelamos a nuestras creencias religiosas o espirituales. Buscamos consuelo en medio del dolor y la incertidumbre. Como encontramos ese consuelo en nuestras creencias, queremos ofrecerle ese consuelo a la persona enferma. Por lo tanto, queremos hablar con esa persona acerca de nuestras creencias. Hasta ahí vamos bien.

Si usted sabe que su ser querido va a recibir bien sus ideas —si se conocen de su iglesia, por ejemplo— no hay problema. Si no conoce bien las creencias de la otra persona, o si no sabe cómo recibirá sus palabras, proceda con cuidado. Recuerde la sección sobre vivir sus valores.

Si desea orar por la persona enferma en su habitación en el hospital, pregúntele si se siente cómoda con la idea. Respete sus deseos. Siempre puede orar en su casa más tarde. Si ha compartido literatura con la persona, sea gentil cuando le pregunte si ha tenido oportunidad de leerla. Ella tiene un trabajo a tiempo completo: ponerse bien. No la presione. Usted puede sentir que es urgente que ella reciba lo que usted está ofreciéndole, pero sea paciente. Tenga fe.

Lo mismo es cierto, a propósito, si usted es ateo o agnóstico. Su ser querido está luchando por su vida, o enfrentando los efectos de una enfermedad grave. Quizás usted crea que la religión es el opio de los pueblos, pero esa persona puede estar bajo los efectos de opiáceos de verdad para manejar su dolor. Este no es el momento de entrar en debates filosóficos. Hay muchos otros tópicos de conversación. Hay otras cosas que puede hacer para ayudar a esa persona a sentirse mejor. Sea compasivo, sea bondadoso. Pueden tener esos debates más tarde.

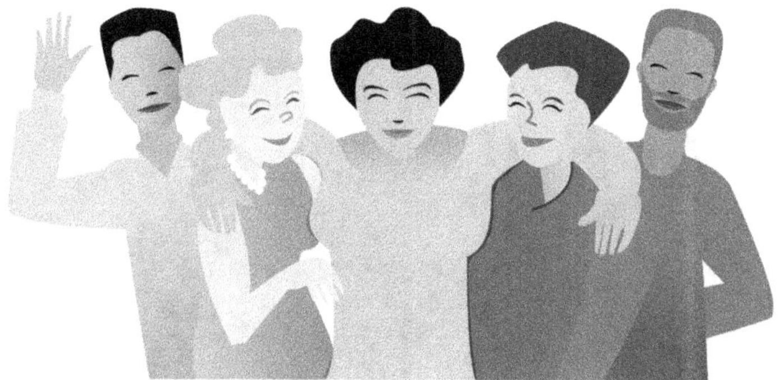

"Cuando usted ama a alguien, lo mejor que puede ofrecerle es su presencia. ¿Cómo puede usted amar si no está allí?"

— Thich Nhat Hanh

QUÉ DAR

Hemos hablado de qué decir y qué hacer cuando un ser querido está enfermo. Al examinar lo que podemos hacer, hemos mencionado la idea de ofrecer distintas cosas a esa persona enferma o a su familia. Ahora nos fijaremos más de cerca en lo que podemos ofrecer.

Es importante, al ofrecer cualquier tipo de regalo, estar consciente de lo que la persona que recibe el regalo necesita y quiere. Esto no siempre es obvio. A menudo ofrecemos lo que pensamos que la persona necesita sin tomar el tiempo de preguntar o averiguar. Ahí es cuando la persona recibe nuestro regalo con poco entusiasmo. Hemos mencionado la importancia de hacer preguntas específicas al ofrecernos de voluntarios para ayudar. Si deseamos ofrecer un regalo, es importante hacer preguntas. Puede preguntarle a su ser querido enfermo o le puede preguntar a sus amigos o familiares. ¿Qué necesita en este momento?

Cuando hablamos de obsequios no solo nos referimos a cosas materiales, como una almohada cómoda o una bata suave —o un carro italiano de lujo. Todo eso está muy bien, pero hay otros tipos de regalos que podemos ofrecer. Lo importante es que el regalo sea apropiado para quien lo recibe, y para lograr eso necesitamos ir más allá de lo que imaginamos que nosotros querríamos en una situación similar. Explore lo que la persona apreciaría en realidad.

Oh, y recuerde que un verdadero regalo no tiene condiciones.

Los Lenguajes del Amor

En su maravilloso libro, *Los 5 Lenguajes del Amor: El Secreto del Amor Que Perdura*, Gary Chapman explica que todos tenemos maneras distintas de ofrecer y recibir amor. Estos son nuestros lenguajes del amor. Cada uno de nosotros tiene un lenguaje primario. Aunque usamos los otros lenguajes, hay uno que es nuestra manera principal de comunicar nuestros afectos. Para mejorar nuestras probabilidades de desarrollar relaciones sanas y duraderas, es útil identificar nuestro lenguaje del amor. También es clave identificar el lenguaje del amor de la otra persona.

Los cinco lenguajes del amor que Chapman discute en su libro son:

1. Palabras de Afirmación

2. Tiempo de Calidad

3. Recibir Regalos

4. Actos de Servicio

5. Contacto Físico

Chapman es un consejero matrimonial y escribió el libro principalmente para parejas. Sin embargo, sus ideas son útiles para todo tipo de relación. Compre su propio ejemplar y vea si puede identificar el lenguaje del amor de su ser querido enfermo. El autor escribe con un estilo informal y accesible. Usa muchas anécdotas para ilustrar sus ideas y el libro es breve. Asegúrese de leer la sección sobre descubrir su lenguaje del amor primario.

El Regalo de la Espiritualidad

El mayor de mis hermanos y su señora son cristianos devotos. Viven y respiran su fe. Sin embargo, ni una sola vez trataron de convencerme de sus creencias o forzarme a aceptarlas. Venían a visitarme y mencionaban versos de la Biblia que reforzaban su fe en que Dios estaba cuidándome y que quería sanarme y lo iba a hacer, pero nunca dijeron que moriría si no aceptaba que esto fuera la verdad. Soy curiosa por naturaleza y ellos me explicaban y guiaban para que yo encontrara mis propias respuestas. Fue una experiencia positiva que cambió mi vida y me permitió desarrollar la fe profunda que tengo ahora.

Un día convencimos a mi madre de que no pasara la noche en el hospital. La primera vez que mi madre había pasado la noche lejos de mí, yo había tenido una reacción grave a un medicamento. Desde entonces, se había reusado a alejarse de mi lado. Mi cuñada fue mi acompañante designada esa noche. Yo estaba encantada. Hemos tenido una relación cercana desde que yo era niña. No me decepcionó. Entró a mi cuarto cantando el coro de una canción cristiana que todavía canto en mi mente cuando estoy nerviosa, *Jesús está pasando por aquí y cuando Él pasa, todo se transforma; se va la tristeza, llega la alegría* ... Tuvimos una noche estupenda.

Si usted es creyente, asegúrese de elevar y no condenar.

El Regalo de Cuidar a Quien Cuida

A veces, lo mejor que podemos hacer por otra persona es cuidar a las personas que ama. En mi caso, esa persona era mi madre. Mi madre se había retirado después de 30 años de trabajar todos los días como enfermera para mantener a cuatro hijos. Había enviudado a los 41 años de edad y no se había vuelto a casar. En lugar de disfrutar su merecido retiro, ahora estaba pasando día y noche en el hospital cuidándome a mí.

Un día su hermana Perla vino a visitar. Después de mucho rogarle, por fin convenció a mi madre que saliera del hospital con ella. Perla es una estilista ganadora de premios y adora a mi madre. Sabía exactamente lo que mi madre necesitaba. Se la llevó a casa de otra de mis tías y allá le lavó la cabeza y le cortó y peinó el cabello. Cuando Perla terminó, mi madre se veía como ella misma otra vez. Todo el que ha conocido a mi madre, aunque sea una vez, me ha comentado sobre su porte. Ahora sonreía una vez más y tenía cuentos nuevos que contar.

Siempre me sentía agradecida de tener a mi madre a mi lado. Sin embargo, verla dormir todos los días en una butaca o un camastro a su edad, después de todos los sacrificios que había hecho por mis hermanos y por mí, era doloroso para mí. Ese día, mi tía pensó que estaba atendiendo a mi madre y dándole un descanso. Hizo eso, y mucho más. El beneficio adicional fue la alegría que sentí al ver que mi madre estaba sintiéndose bien una vez más y había podido pasar un rato fuera de las frías paredes del hospital.

Ya sea el padre, madre, cónyuge o hermano de la persona que está cuidando a aquella que está enferma, piense en cómo puede ayudar a esa persona. Relévela en el hospital. Sáquela al salón de belleza. Invítela a un spa o a una cena en un buen restaurante. Puede ser uno de los mejores regalos que le pueda ofrecer a su ser querido.

El Regalo de la Practicidad

Doña Tere, una amiga de mi madre, es un buen ejemplo de buenas intenciones alineadas perfectamente a las necesidades de una persona que está luchando por su vida. Un día, Doña Tere vino a visitarnos en el hospital cargando un bolso de compras blanco de tamaño mediano. Mi madre le dio las gracias y puso el bolso a un lado mientras conversaban. Doña Tere guiaba una hora para visitarnos, pero solo podía quedarse por ratos cortos. Su gentil forma de ser era un reflejo de su espiritualidad. Es una mujer de una gran fe e irradiaba amor cuando llegaba.

Cuando Doña Tere se fue, mi madre me trajo el bolso.

"Esta Tere es tan buena," me dijo. "Como viene desde tan lejos con cositas para nosotras. Vamos a ver qué trajo."

Resultó que el bolso estaba lleno de artículos prácticos: medias gruesas para que no me diera frío en los pies, alcohol para fricciones, lociones para la piel y otras cosas. Cada vez que sacábamos algo de allí le enviábamos bendiciones. Las cosas que había en aquél bolso no eran particularmente bellas o caras, ni eran cosas que no hubiéramos podido comprar nosotras, ni eran cosas que habíamos pedido. Doña Tere simplemente sabía exactamente lo que nos hacía falta. Estaba dándonos pequeñas muestras de cariño que a la vez eran artículos útiles del diario vivir.

El Regalo de la Privacidad

¿Recuerda la sección llamada "¿Has vomitado hoy?" Estar enferma envuelve muchas cosas que la mayoría de las personas no quiere discutir, porque no se sienten cómodas.

Aunque nuestros cuerpos tienen las mismas funciones esenciales —exceptuando las diferencias de género— preferimos hacer de cuenta que algunas de estas funciones no existen. No vamos a debatir aquí si esto es bueno o malo. El hecho cierto es que muchos de nosotros nos sentimos incómodos sobre algunas de las cosas que nuestros cuerpos hacen. Una forma segura de hacer que alguien se sienta incómodo en una fiesta, por ejemplo, es empezar a hablar de fluidos corporales. Una enfermedad seria y su tratamiento puede incluir referencias a la diarrea, el estreñimiento, salpullidos, fístulas y otras cosas que preferimos no discutir.

Una enfermedad seria también puede afectar nuestra vida íntima durante el tratamiento y hasta por algún tiempo después. Este es otro tema que nos da trabajo discutir, hasta con nuestra pareja romántica. Todos los casos son distintos y en cada caso es importante darle a la persona enferma el regalo de la privacidad. Con pocas excepciones, es mejor dejar que la persona tome la iniciativa y respetar sus deseos. En el caso de que usted sea la pareja romántica de la persona enferma, llegará el momento en que querrá conversar sobre el tema. Si ella no está lista, sin embargo, dele tiempo. En la mayoría de los casos las cosas gradualmente volverán a la normalidad. Si la situación no mejora, discuta con su pareja la posibilidad de buscar ayuda profesional que los ayude a los dos a encontrarse uno al otro en su espacio íntimo una vez más.

El Regalo del Silencio

Aún con lo mucho que apreciamos saber que no estamos solos en nuestra lucha, a veces el mejor regalo puede ser el regalo del silencio.

No sienta que tiene que llenar el silencio. Las pausas en sus conversaciones son normales. Déjelas pasar. Lo más importante que puede hacer es estar presente, verdaderamente presente, total e indiscutiblemente. Por supuesto que sentirá Ud. ansiedad: su ser querido está enfermo. Pero no permita que sus nervios le conviertan en una cotorra. Escuche.

"Puede hacer más amigos en dos meses demostrando genuino interés en otras personas que en dos años tratando de hacer que la gente se interese en usted." Esto escribió Dale Carnegie en su libro, *Cómo Hacer Amigos e Influenciar a la Gente*, del 1937. El Instituto Gottman (Seattle, WA) dice, "Mientras que el consejo de Carnegie se refiere a la amistad y a las ventas, nuestros estudios demuestran que puede aplicar los mismos principios a construir mejores relaciones con su esposa, sus hermanos, sus hijos, su jefe —con cualquiera que juegue un papel importante en su vida." Nos aconsejan que nos enfoquemos en "estar interesados, no en ser interesantes."

Mire a la persona enferma a los ojos de tanto en tanto. Déjele saber que, en ese momento, mientras están juntas, es lo más importante que tiene en mente. Den un paseo si pueden. Saquen al perro a caminar. Vean una puesta de sol.

Permita que el silencio enmarque la belleza de los momentos que comparten

O simplemente permítale estar. Dele el regalo del silencio.

El Regalo del Contacto

Cuando hablamos del regalo del contacto, no estamos
hablando solamente del toque sexual. Eso es, por supuesto,
algo hermoso dentro del contexto de una relación
consensual, pero estamos hablando de algo más en este
momento. Estamos hablando del toque plantónico: tomarle
la mano a un amigo, darle una palmada en la espalda, un
abrazo amistoso. Cuando estamos muy enfermos, los
síntomas y los efectos del tratamiento pueden hacer que nos
sintamos feos, intocables. Hasta nuestro aroma personal
cambia debido a la enfermedad y a los medicamentos. Saber
que nuestras personas queridas no tienen miedo de tocarnos
con solidaridad cuando no nos estamos sintiendo atractivos
puede ser muy alentador.

Las diferentes culturas tienen reglas distintas sobre el
contacto físico. Hasta las familias tienen sus propias
costumbres. Algunas familias se abrazan mucho; otras no
acostumbran hacer demostraciones de afecto en público.
Cuando sea apropiado, sin embargo, el contacto físico puede
ser una forma poderosa de elevar el ánimo de la persona
enferma. Mientras más cercana sea su relación con la
persona que está luchando por su vida, más importante será
su contacto físico y mejor podrá determinar usted cuándo es
apropiado hacer ese contacto. Puede levantarle el ánimo y
fortalecer su esperanza. Esto es particularmente importante
con las personas mayores.

Las personas mayores pueden haber perdido ya a un
cónyuge. Pueden estar viviendo solas. Esto ya las deja con un

déficit del calor humano que ofrece el contacto físico con otras personas. Mantenga esto en mente. Dentro de los límites de su relación con la persona, sea generoso con el regalo del contacto platónico.

Hubo un período de tiempo en el que estuve en aislamiento. Solo un número reducido de personas tenían acceso a mi cuarto en el hospital. Nadie podía acercárseme, para reducir el riesgo de transmitir gérmenes. Mi amiga Mari venía y me apretaba el dedo grande del pie a través de la sábana. Me miraba con su cara llena de amor y me hacía una mueca graciosa.

"Ay, Nena, Nena, Nena" me decía. Yo entendía. Estaba abrazándome. Siempre me hacía sonreír.

Otra amiga muy especial, Julie, se había hecho estilista. Como parte de su entrenamiento, había aprendido a dar masajes en las manos. Un día que vino a verme yo estaba sintiéndome mejor y los doctores le permitieron que me diera un masaje en las manos. ¡Dios mío! Todavía recuerdo lo bien que me sentí. Fue mi primer masaje de manos. No tenía idea de que el masaje podía ser tan relajante.

Ambas amigas me dieron lo que podían darme en aquellos momentos. Cada una me dio un gran regalo.

El Regalo de la Normalidad

Cumplí los 25 y los 26 años de edad en dos hospitales distintos. Sin embargo, mis recuerdos de esos días son de los regalos y los bizcochos que me trajo mi familia. Es la sensación de ser normal una vez más, de sentir que hay vida fuera de la quimioterapia y la radiación. Por lo menos por un momento, fui la cumpleañera, no la paciente. Tuve bizcocho y pude pedir un deseo al apagar las velas. En las fotos que tengo de esa época, estoy mostrando mis regalos, incluyendo un vistoso sombrero y unos zapatos de moda. Estoy calva y conectada a una línea intravenosa, pero estoy sonriendo.

Los regalos eran prácticos. Recuerdo que también recibí un libro de colorear y una caja grande de creyones. Me gustaba colorear antes de que llegara la moda de libros de colorear para adultos. Como puede ver, los regalos no tenían que ver con el hospital. Ni pijamas ni batas de vestir, aunque las recibí alegremente cuando llegaron. Estos regalos me hablaban de una vida más allá de los tratamientos.

¿Cómo puede ofrecerle a la persona enferma el regalo de la normalidad? ¿Cómo puede crear un pequeño oasis para ayudarle a olvidar, aunque sea por un rato, todos los retos de su condición y la incertidumbre de su futuro?

El Regalo del Hogar: Ángeles en Texas

Para cuando volví a enfermarme, ya había empezado una vida nueva. Estaba haciendo mi posgrado, pero tuve que darme de baja y volver a mudarme para recibir tratamiento, esta vez en Houston, Texas. Era una estudiante de veintitantos años, sin un centavo, con una madre retirada y sin plan B.

Cuando llegué para mis evaluaciones antes de recibir tratamiento, nos quedamos en el apartamento de una amiga. El apartamento era de una alcoba y mi amiga vivía con su madre. Esta fue mi ángel #1. Mi madre y yo dormíamos en su sofá cama y mi hermano en una butaca hasta que me admitieron en el hospital. Una vez salí del hospital, nos quedamos en casa de otro amigo (el ángel #2) mientras esperábamos a que hubiera un apartamento cerca del hospital. En ambas ocasiones, las familias tuvieron que ajustar sus vidas y sus espacios para darnos cupo. Mi madre y yo solo medimos cinco pies de alto. Pesamos poco más de cien libras cada una. No ocupábamos mucho espacio y hacíamos lo posible por no perturbar sus vidas, pero sin duda éramos al menos dos pequeños inconvenientes. La generosidad y la bondad de nuestros amigos fue más de lo que nos habíamos atrevido a desear.

Finalmente logramos alquilar un apartamento, pero una vez más necesitábamos ayuda financiera. Aquí llegó mi tercer ángel, Janet, una vieja amiga de mi hermano. Mi hermano había venido con nosotros para ayudarnos a asentarnos en Houston. Para cuando nos mudamos al apartamento, había hasta jabón para los platos en la cocina. Janet había traído cosas de su propia casa para convertir a aquel apartamento en un hogar para nosotras —desde muebles hasta toallas para secar los platos. Había de todo. Le mostró a mi hermano dónde comprar a descuento las pocas cosas que tuvimos que comprar. Y como si eso fuera poco, nos regaló una membresía en el museo más importante de la ciudad. Janet es una artista talentosísima y conocía bien el poder sanador del arte. Sabía lo buenas que serían nuestras visitas al museo.

Tuvimos muchos momentos difíciles durante el tratamiento en Houston, pero el amor que recibimos nos sirvió de balance. Algunos nos abrieron sus hogares y otros convirtieron un apartamento vacío en verdadero hogar para nosotras.

Mi madre dice que Dios nos pone ángeles en el camino. No tengo duda de que eso es cierto y que he conocido a muchos de ellos. Sin mis ángeles en este mundo, no estaría aquí para contarle mis cuentos.

El Regalo de la Lectura y la Música

Mis compañeros de sanación fueron un grupo de familiares y amigos que formaron un equipo de amor, apoyo y diversión a mi alrededor. Todo equipo, como por ejemplo un equipo deportivo, un equipo de trabajo o un equipo religioso, necesita varios miembros, cada uno con un papel específico. No todos los miembros pueden ser el capitán del equipo y un solo miembro del equipo no puede enfrentarse al equipo contrario solo y ganar. Además, no todos los miembros del equipo pueden estar en el campo de juego a la vez. Lo mismo pasa con los compañeros de sanación. Había miembros clave y cada uno tenía un papel específico en momentos específicos.

En un juego también hay recesos. Yo encontré que los descansos podían ser riesgosos, si no lograba manejar mis pensamientos. Los recesos son para descansar, pero el temor puede tomar control de esas pausas y me encontraba descendiendo por un espiral de desesperanza.

He aquí algunos regalos que recibí que se volvieron herramientas para ayudarme a mantenerme enfocada en la meta y no en las circunstancias:

Una Biblia – El mayor de mis hermanos me dio una bella Biblia con una cubierta de color vino tinto y textura de piel con mi nombre grabado en la portada. Recuerdo el aroma de sus páginas. Todavía la tengo, aunque ahora tiene asteriscos, partes resaltadas y palabras subrayadas.

Cuando no tenía visitantes, leía salmos y partes que mi hermano u otros me habían recomendado. Fue y es una gran herramienta para recordarme el amor de Dios, su protección y su fortaleza.

Música Cristiana – Este hermano también me trajo música cristiana. ¡Qué gran regalo! Escuchaba las selecciones una y otra vez. Para cuando tuve que someterme a procedimientos que me ponían nerviosa, como una aspiración de médula ósea o la colocación de líneas intravenosas en mi pecho, ya tenía las canciones grabadas en mi mente. En lugar de dejarme abrumar, cantaba las canciones en mi mente y las palabras aliviaban mi temor.

Libros – Mi hermana me dio el primer libro que recibí durante mi tratamiento. Poco antes de que me admitieran al hospital, me regaló, *Por Qué Algunos Pensadores Positivos Logran Resultados Poderosos* de Norman Vincent Peale, como regalo de cumpleaños. Todavía atesoro ese libro. Me ayudó a enfocarme en el empoderamiento fortaleciendo mi entendimiento de cómo manejar mis propios pensamientos. Está lleno de algo que no conocía hasta el momento: afirmaciones basadas en la fe. No puedo decir suficiente sobre lo mucho que ese libro me ayudó en mi proceso.

Dos libros más me sirvieron de herramientas clave para mantener mi mente tranquila y mi fuerza sólida: *Sanada de Cáncer*, por Dodie Osteen y *Las Promesas de Dios Para Todas Tus Necesidades*, de Jack Countryman. Este último era un libro de bolsillo. He visto libros similares hasta en farmacias, aunque impresos por otras organizaciones. Cada vez que me admitían al hospital, me llevaba estos libros.

Lo bueno de estos libros es que una vez los había leído, me servían de referencia. Cuando el miedo, la inseguridad y el agotamiento estaban por abrumarme, podía usar una de estas herramientas para centrarme.

Además, la presencia de mis compañeros de sanación era terapéutica. Su amor, sus chistes y sus abrazos me mostraban que la vida valía la pena. Cuando mis familiares y amigos no estaban conmigo, tenía las herramientas con las que me habían equipado, estos libros y esta música, para mantenerme positiva y emocionalmente fuerte.

Hay herramientas como estas para otras creencias y filosofías. Estas me ayudaron aun cuando yo no era una creyente tradicional. Si usted conoce a la persona enferma bien, sabrá qué darle. Si no, pregúntele, o pregúntele a ella o a otros que puedan saber, o simplemente aventúrese y regálele lo que crea que le puede ayudar. No la presione. Inspire con sus acciones.

"Crea, cuando esté más infeliz, que hay algo que usted puede hacer en el mundo. Mientras pueda endulzar el dolor ajeno, su vida no es en vano."

— Helen Keller

Cómo Manejar Sus Propias Emociones

¿Quién es usted? ¿Es un familiar o amigo cercano? ¿Un esposo? ¿Una esposa o compañera? Mientras más cerca esté usted al fuego, más calor sentirá. El miedo, la incertidumbre, el dolor y la frustración de no ser capaz de eliminar la enfermedad le afectará más y más. Necesita encontrar la manera de volver a usted mismo y encontrar alivio. Para muchos de nosotros, el instinto natural es atravesar estas barreras a pulso. Esta intención puede ser noble, pero puede dejarnos ofuscados, irritables y molestos. Puede empezar a contestarle mal a la gente. Con el tiempo su condición emocional podría deteriorarse. Esto es lo opuesto de lo que quiere.

Su ser querido no es la única persona que está viviendo los efectos de la enfermedad. Su vida no está en peligro, pero su bienestar emocional está bajo presión. Si quiere ayudar, también tiene que ayudarse. He aquí algunos consejos que pueden ser útiles:

• Asegúrese de que duerme lo suficiente. Difícilmente se puede exagerar la importancia del sueño. Dormir es más que descansar. El sueño es un proceso activo de reparación del cuerpo y el cerebro. La falta de sueño crónica está relacionada a los problemas cognitivos en las personas mayores[1].

• Coma bien. No recurra a la comida rápida para pasar más tiempo con la persona enferma. Su cuerpo necesita la mejor alimentación que pueda darle, igual que el cuerpo de su ser querido.

• Ore. Alimente su alma. La fuerza viene de nuestro interior. Este es el momento de buscar refuerzos, no solo a su alrededor, sino también de Dios.

• Ejercítese. De nuevo, no permita que las circunstancias lo limiten. No hace falta que haga ejercicios extenuantes o que se ejercite por períodos largos de tiempo. Hay estudios[2] que indican que el ejercicio físico no solo es bueno para su cuerpo, sino también para su mente. El ejercicio puede ser tan efectivo como los medicamentos antidepresivos en casos de depresión leve.

• Salga. Pase tiempo en la naturaleza. El término japonés *shinrin-yoku*, o baño de bosque, se refiere a la práctica de caminar en silencio bajo las copas de los árboles de un bosque. Los que practican el *shinrin-yoku* dicen que ofrece muchos beneficios, incluyendo:

• Mejor funcionamiento de las defensas del cuerpo

• Una tensión arterial más saludable

• Menos estrés

---

[1] https://newsnetwork.mayoclinic.org/discussion/preguntas-y-respuestas-sueno-disminuido-y-riesgo-de-demencia/

[2] https://psicologiaymente.com/deporte/10-beneficios-psicologicos-practicar-ejercicio

• Mejor humor

• Una mayor capacidad de concentrarse

• Un mayor nivel de energía

• Mejor calidad de sueño.

Para obtener más información sobre *shinrin-yoku*, visite esta página: https://cuidateplus.marca.com/ejercicio-fisico/diccionario/shinrin-yoku-bano-bosque.html o esta: https://www.bbc.com/mundo/noticias-40608179.

Si no tiene un bosque cerca, vaya a la playa. Visite un parque. Quítese los zapatos. Sienta la tierra bajo sus pies en el patio de su casa. La naturaleza sabe calmarnos. Permítaselo.

"Para que con gozo llegue a vosotros por la voluntad de Dios, y que sea recreado juntamente con vosotros."

— Romanos 15:32

¿Quién lo Respalda a Usted?

En otra parte de este libro le he animado a que cuide de la persona que está cuidando a su ser querido. Si esa persona es usted, ¿quién lo está cuidando? Como dijimos antes, usted no puede ayudar a nadie si se desploma. Necesita cuidarse. En el calor de la batalla, es fácil perder de vista su bienestar y acabar mal. Por eso es tan importante tener un compañero de campaña. Este es el amigo o compañero que le tendrá el ojo puesto y le recordará descansar y recuperar fuerzas.

Si no tiene una persona que cumpla con esta función, como una pareja romántica, acérquesele a un amigo. Puede ser bueno acercarse a una persona que no tiene relación con la persona enferma y por lo tanto no está directamente envuelta en apoyarla. De esa manera, esta persona podrá observar su estado emocional y físico de manera más objetiva. Este compañero de campaña podrá ofrecerle a usted un apoyo firme sin ceder ante usted cuando esté perdiendo de vista sus propias necesidades. Esta es la persona que lo tomará del brazo y lo llevará a disfrutar de un poco de *shinrin-yoku* cuando le haga falta.

Su ser querido no tiene por qué enfrentar una enfermedad que amenaza su vida en soledad, ni usted tampoco. Asegúrese de tener a alguien que vele por usted mientras usted vela por esa persona amada. Todos nos necesitamos unos a los otros.

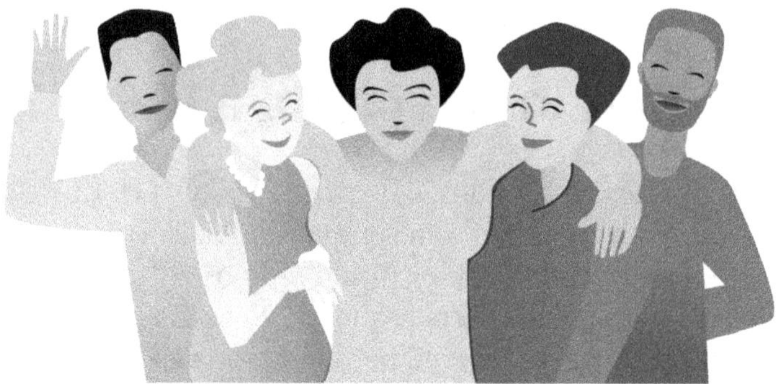

142

"Alégrense en la esperanza, muestren paciencia en el sufrimiento, perseveren en la oración."

— Romanos 12:12

Emociones Que Puede Esperar

Puede que ya esté familiarizado con el marco operativo de la Dra. Elisabeth Kübler-Ross que identifica las cinco etapas del duelo. Sé que no quiere pensar en perder a la persona enferma, que está viva y luchando por sanar, y por lo tanto no quiere leer sobre el duelo. Lo que quizás no ha notado es que esa persona ya está procesando un duelo.

En el momento en que recibí mi diagnóstico de cáncer sufrí una pérdida. Perdí la vida que había vivido hasta aquél momento. Sabía que, desde entonces, aún si me recuperaba, nada sería igual. Tenía razón. No me malinterprete: vivo agradecida por cada día. Pero la vida que estaba viviendo terminó el día de mi diagnóstico, y tuve que procesar mi duelo para poder construir una vida nueva. Es igual para todo el mundo. No hay otra forma.

Para usted es importante entender lo que su ser querido está viviendo. Solo entonces podrá apoyarla efectivamente. Solo entonces podrá reducir las probabilidades de malentendidos y confrontaciones.

Yo no soy sicóloga. Nada en esta sección o en este libro puede tomar el lugar de la ayuda de la sicoterapia. La terapia es algo, a propósito, que le recomiendo a usted y a su ser querido enfermo. Está más allá del alcance de este libro ofrecer un análisis completo del marco operativo de la Dra.

Kübler-Ross. Para obtener más información, lea *Sobre el Duelo y el Dolor* por Elisabeth Kübler-Ross.

El marco operativo de la Dra. Kübler-Ross propone las siguientes etapas:

- La Negación

- La Ira

- La Negociación

- La Depresión

- La Aceptación

Examinémoslas brevemente.

La Negación

No se preocupe si la persona enferma afirma que no está enferma, que su diagnóstico es un error o que su enfermedad se sanará sola. Permítale compartir su punto de vista. Haga preguntas. Si la persona no ha buscado una segunda opinión, anímela a que lo haga. Esto es temporero. La negación se desvanecerá tan pronto como su mente haya tenido la oportunidad de ajustarse al diagnóstico. Cuando ese momento llegue, prepárese para la próxima etapa.

La Ira

"¿Por qué a mí?" Esta es la pregunta que la gente se hace cuando reciben un diagnóstico de enfermedad grave. "¡Esto es tan injusto!" Nuestras nociones de lo que es justo y la idea de que el mundo debería ser justo de alguna manera son fuentes de mucho sufrimiento en la vida. Si corremos el velo de esta ilusión, podemos ver que a menudo a la gente buena le pasan cosas malas. Nadie está tratando de castigarnos. Nuestra enfermedad, para volver a Susan Sontag, no es una metáfora. Habiendo dicho esto, la ira no es algo negativo. Es una emoción necesaria que puede servir para energizarnos para que podamos tomar acción.

La ira de la persona enferma puede carecer de foco al principio. Puede atacar a aquellos que estén cerca, incluyéndolo a usted. Mantenga esto en su justa perspectiva. La persona está luchando para asimilar una situación abrumadora y usted puede sufrir algún daño colateral. Sea paciente. Sea bondadosa. Esto pasará.

¿Es justo que usted tenga que enfrentar la ira de su ser querido enfermo cuando usted solo está tratando de ayudar? No. No es justo. Lo siento. No lo hacemos conscientemente o a propósito.

No recuerdo haber tenido un ataque de ira, pero recuerdo estar en el asiento trasero del carro cuando mi hermano y mi madre me llevaban de camino al hospital para una cita. Me estaba sintiendo muy débil. Un hombre que se veía mucho mayor que yo y que sabíamos era un drogadicto se acercó a nuestro carro a pedir limosna mientras esperábamos en un semáforo. Puedo recordarlo como si acabara de pasar. Pensé, *¿Cómo es que este hombre ha estado en la calle por años, comiendo cualquier cosa que encuentra y usando drogas, y sin embargo soy yo quien está luchando por su vida?* No podía entender la lógica de ese escenario. Yo prácticamente no bebía, nunca había usado droga alguna, ni siquiera había probado fumar un cigarrillo en mi vida. Estaba demasiado débil para estar furiosa, pero sí me sentía decepcionada. Sin embargo, tuve la bendición de que cuando expresé mi sentir, mi hermano no dijo nada y mi madre solo dijo, "Yo sé, mi amor. Hay cosas que no se entienden."

"No es que yo quiera que se enferme," contesté. "Es que no entiendo cómo es posible que el viva una vida larga y yo tenga que estar sometiéndome a quimioterapia."

No me dieron una explicación filosófica o religiosa. Solo me dejaron expresarme. En unos minutos estábamos hablando de otra cosa. La imagen de la paradoja se disipó.

Por favor recuerde que, aunque no siempre digamos lo que tenemos en mente, estamos procesando mucho mientras luchamos por nuestras vidas. Como individuos, vamos a expresar esos pensamientos de maneras distintas, pero ciertamente estamos luchando y no siempre podemos expresar nuestros sentimientos de maneras saludables. Esto no es una excusa, solo la verdad. Permítanos nuestro espacio, recuerde el regalo del silencio o exprese empatía, como lo hizo mi madre.

Negociación

Cada diciembre, miles de personas hacen el peregrinaje a
la Basílica de la Guadalupe en México. Van a visitar la
imagen de la Virgen de Guadalupe, que según dicen se le
apareció al campesino Juan Diego en el 1531. Van en carro,
en bicicleta, a pie y hasta de rodillas, algunos cargando
estatuas de la Virgen en sus espaldas. Muchos de ellos hacen
el peregrinaje para pagar una deuda: han negociado con la
Virgen. Creen que la Virgen ha respondido a sus plegarias y
ahora le están cumpliendo con su parte.

El trato que han hecho es algo así: "Virgencita, te prometo
que, si me pongo bien, voy a hacer el peregrinaje hasta la
basílica de rodillas."

Su papel no es juzgar este tipo de negociación. Si su ser
querido empieza a ir a la iglesia después de años de no ir, o
decide renunciar a los dulces, su papel es el mismo. Usted
está allí para ayudar y apoyar a esa persona con amor y
bondad. Si todo sale bien, habrá tiempo de sobra para
analizar estas decisiones más adelante.

Depresión

Esta etapa puede ser muy difícil para todo el mundo. En este punto, su ser querido puede decidir que no tiene objeto luchar contra la enfermedad. La vida es injusta. El universo no tiene sentido. La quimioterapia es un tipo de tortura y el resultado no está garantizado. ¿Por qué molestarse? Todos vamos a morir, después de todo.

Lo más importante en este momento es asegurar que la persona enferma acepte someterse a tratamiento. Muchas personas superan esta etapa rápidamente, pero otros se toman más tiempo y es posible que no haya tiempo que perder.

Cuando recibí mi diagnóstico, estaba mal emocionalmente. Había terminado con mi novio, no tenía hijos, mi trabajo no me llenaba y aunque quería mucho a mis hermanos, todos estaban ocupados con sus propias vidas. Me sentía sola, sin interés de enfrentar el reto monumental que tenía de frente.

Los médicos le dijeron a mi familia que antes de considerar otros tratamientos tendría que sobrevivir la primera ronda de quimioterapia. No iba a ser un camino fácil. Sentí que todos mis sueños de pronto habían perdido todo significado. Estaba lista para renunciar a mi vida para evitar sufrir los horrores de la quimioterapia. Entonces mi mejor amiga se sentó conmigo y me dio una razón para vivir.

"Hazlo por mí," me dijo, mirándome a los ojos. "Yo te necesito."

Eso fue lo que me trajo de vuelta a la vida. Ella me trajo de vuelta. *Gracias, Mari.*

Cada historia es diferente, pero aprendí una cosa: el amor de una persona puede salvar a otra de caer al precipicio de la muerte. Si usted tiene suerte, en algún punto en su camino, usted puede ser esa persona para ese ser querido.

Aceptación

La aceptación no pasa en un momento. Pasa en etapas, con el tiempo. Es la disolución del duelo y el comienzo de una nueva etapa. Para mí, fue el comienzo de mi lucha, una declaración de guerra. Contra todas las probabilidades, le declaré la guerra a mi enfermedad, reuní mis recursos y llamé a mi equipo. Mi cáncer estaba ya en etapa cuatro. Estaba en serios problemas. Hoy le doy gracias a Dios que puedo compartir mi historia.

La aceptación también puede ser de otro tipo: aceptar que estamos viendo el final del camino. Esto también requiere coraje y serenidad de su ser querido y de su grupo de apoyo.

Para usted, la aceptación de la situación por parte de esa persona enferma puede ser un llamado a unirse a ella en su lucha contra su enfermedad o unirse a ella mientras se alista con gallardía a despedirse por última vez. Acuda a ese llamado con su corazón lleno de amor y bondad. Las cosas pueden salir no tan elegantemente como usted habría querido. Es posible que sufra, pero cuando llegue al final del camino sabrá que no habría cambiado su lugar por el de nadie en el mundo.

"El amor no tiene actitud de superioridad y la caridad no es lástima, es amor."

- Madre Teresa

Los Efectos de la Quimioterapia y la Radiación

La quimioterapia y la radiación pueden devastar el cuerpo de la persona enferma. Pueden causar cambios drásticos en su apariencia física. Esto a su vez puede afectar su estado emocional. Como hemos visto, no debemos descontar los sentimientos de una persona que está pasando por esta transformación. Es importante reafirmar su amor y su aceptación hacia su ser querido, no importan los cambios que experimente en su apariencia física, sin minimizar las preocupaciones de la persona. Este no siempre es un balance fácil de mantener.

Descontar los sentimientos de la persona puede llevar a decir, "Es fácil para ti decir eso. Tú estás bien." Esto puede reforzar sus sentimientos de que nadie comprende cómo se siente, llevándola a retirarse de su grupo social. Esto no sería bueno para su salud mental o física. Ir demasiado lejos en la otra dirección puede enfatizar los cambios negativos causados por la terapia. Esto podría deprimirla más.

¡Bueno, nunca dije que esto iba a ser fácil!

Puede tratar de reconocer los cambios y preguntar qué quiere hacer al respecto, resaltando así que no está totalmente a la merced de las circunstancias. Por ejemplo, podría decir, "Sí, yo también siento que estés perdiendo el cabello. ¿Qué quieres hacer al respecto hasta que te vuelva a crecer?"

Puede también reconocer los cambios y reafirmar sus sentimientos hacia su ser querido. "Sí, has perdido peso, pero yo te quiero igual."

Puede que no haya soluciones simples, pero no se pierda en los detalles. No pierda de vista el ser humano que tiene frente a sus ojos. Todo lo demás es incidental. Si su depresión persiste, la sicoterapia puede ayudar.

Pérdida del Cabello

La caída del cabello es uno de los efectos más conocidos del tratamiento contra el cáncer, porque es uno de los más visibles. Aún con lo dramático que puede ser, sin embargo, es bueno recordar que usualmente es un efecto temporero. Por lo tanto, cualesquiera que sean las medidas que la persona enferma tome al respecto también serán probablemente temporeras. El cabello probablemente volverá a crecer más tarde.

Habiendo dicho esto, muchas personas encuentran la pérdida de su cabello deprimente. Se miran al espejo y se ven tan distintas que llegan a pensar, "Esa no soy yo." Esto es desconcertante. Con el tiempo yo llegué a sentirme cómoda con mi cabeza calva, pero todo el mundo es diferente.

Algunas personas optan por usar una peluca que les permita verse tan parecidas a su apariencia pre-enfermedad como sea posible. Otras escogerán otros tipos de cubierta para sus cabezas, como sombreros, turbantes o pañoletas. Muchos factores pueden influenciar esta decisión:

• Una buena peluca que se vea natural puede ser cara.

• Las pelucas pueden ser incómodas para algunas personas, especialmente en climas calientes.

• Las pañoletas pueden ser bellas, pero no ocultan totalmente el hecho de que la persona no tiene cabello.

• Lo mismo va por los sombreros. Pueden ocultar una cabeza calva, pero no totalmente.

El tema es que su ser querido decide lo que mejor le convenga. Su papel es apoyar su decisión. Esto puede presentar oportunidades divertidas si se van a comprar sobreros o pelucas. Si la persona decide comprar sombreros o pañoletas, esta es otra categoría de regalo que usted puede ofrecerle luego. De esta manera, la calvicie puede convertirse en una aventura que compartir, en lugar de ser una inconveniencia que soportar.

Funciones del Cuerpo

La peor etapa de mi tratamiento fue cuando mis intestinos se paralizaron temporeramente. Los doctores usaron un tubo que subía por mi nariz y llegaba hasta mi estómago para extraer lo que quedaba allí. Me sentía muy consciente de mi apariencia y pedí que un amigo muy querido no pasara a verme, porque no quería que me viera así. Mi amigo le explicó a mi familia que para él era importante estar presente. Ellos me pidieron que lo dejara entrar. Entendí que su intención era más importante que mi vanidad y pude recibir el regalo de su apoyo.

Hemos dicho varias veces que es importante permitir que la persona enferma tome la iniciativa, pero hay veces en las que se necesita guiar gentilmente a la persona. Nadie me forzó o me hizo sentir culpable, sino que me ayudaron a identificar mis prioridades.

Cambios de Peso

La enfermedad de su ser querido puede causar pérdida de peso. Algunos tratamientos, como los corticoesteroides, pueden producir aumento de peso. Dependiendo de la enfermedad específica y de su tratamiento, puede suceder una cosa o la otra. Nuestra cultura está obsesionada con el peso. Promovemos ideales absurdos a través de fotos y videos alterados en nuestros medios de comunicación. Considerando todo esto, los cambios de peso pueden ser difíciles de manejar emocionalmente.

Aquí también su papel es aceptar y apoyar. Estos cambios no son el resultado de decisiones de la persona enferma. Son el resultado de su enfermedad y su tratamiento y no hay gran cosa que la persona pueda hacer al respecto. Hacer comentarios sobre el peso de la persona no es útil. Si la persona los menciona, sea positiva y apóyela sin trivializar sus preocupaciones. Como sucede con la pérdida del cabello, estos cambios seguramente serán temporeros.

Insomnio

El insomnio es mucho más que una simple molestia, porque el sueño es mucho más que descanso. Es un proceso activo importante de mantenimiento para nuestros cuerpos, incluyendo nuestros cerebros.

Hay estudios que indican que el cerebro lleva a cabo una especie de lavado para eliminar proteínas dañinas durante el sueño. Estas incluyen proteínas relacionadas a la enfermedad de Alzheimer. La falta de sueño interfiere con este proceso. Probablemente es por esto que se nos hace difícil pensar claramente cuando no hemos dormido lo suficiente. También podemos sentirnos abrumados e irritables cuando no hemos dormido suficiente. El insomnio también está relacionado a un mayor riesgo de demencia senil[3].

El sueño también está relacionado al control de nuestro peso. El sueño regula dos hormonas que tienen que ver con nuestro apetito. La ghrelina estimula el apetito; la leptina lo reduce.

Cuando no dormimos lo suficiente, la ghrelina aumenta en nuestro torrente sanguíneo, mientras que el nivel de leptina disminuye. Esto nos hace sentirnos hambrientos. La falta de sueño también aumenta el nivel de otras sustancias

---

[3] https://www.hacerfamilia.com/salud/dormir-poco-aumenta-riesgo-demencia-largo-plazo-20180107180946.html

llamadas endocannabinoides. Estos hacen que queramos comer comidas ricas en carbohidratos, como papas fritas y galletas. Estas comidas tienen poco valor nutritivo y un alto contenido calórico. Traducción: engordan.

La falta de sueño por períodos extendidos de tiempo puede afectar también los niveles de insulina y cortisol en la sangre. Esto puede resultar en el desarrollo de diabetes tipo 2.

Puede que no sea capaz de arrullar a la persona enferma hasta que se duerma, pero quizás puede ayudarle a desarrollar y mantener hábitos que le ayuden a dormir mejor. He aquí algunas sugerencias que puede compartir con la paciente:

• Acuéstese a la misma hora todas las noches.

• Apague las luces. Esto puede sonar obvio, pero la luz artificial puede interferir con el sueño profundo.

• Evite pantallas electrónicas por una o dos horas antes de acostarse. Si no puede evitar usar pantallas, use un programa que cambie la pantalla a tonos más cálidos en lugar de los usuales, que son más fríos. La luz fría inhibe la secreción de melatonina, una sustancia que nos ayuda a dormir.

• Ejercítese regularmente en la medida que pueda. Hasta una caminata al final del día es buena.

• Evite comida chatarra.

• Aprenda a meditar. Las personas que meditan tienden a dormir mejor.

• Limite las actividades en su dormitorio. Su dormitorio deber ser para dormir y para hacer el amor. Y hablando de hacer el amor ...

• Disfrute del sexo. El sexo es bueno para dormir mejor. El orgasmo libera una sustancia que nos hace sentirnos relajados y soñolientos. La persona enferma puede encontrar que no es capaz de envolverse en actividad sexual, al menos al principio. Si está lo bastante fuerte como para tener relaciones, la posibilidad de dormir mejor es una razón más para hacerlo, si es que necesita otra razón.

A propósito, estas sugerencias son buenas para todo el mundo, no sólo para la persona enferma.

El médico de la persona enferma puede recetarle medicamentos para ayudarla a dormir si es apropiado.

Cansancio

La enfermedad y el tratamiento tienen su efecto, y su ser
querido sentirá cansancio constante por algún tiempo.
Habrá veces en las que se sentirá lo suficientemente fuerte
como para salir. Habrá otras veces que darse la vuelta al lado
fresco de la cama será agotador. En esos días no estará como
para recibir visitas o hablar con nadie. Puede que duerma
por muchas horas o que se quede escuchando música,
leyendo o viendo televisión.

Entienda que esto es parte del proceso. No deje que su
propia ansiedad le saque ventaja. A veces queremos ver a
nuestro ser querido alerta y fuerte porque nos hace sentir
mejor. Recuerde, esto no es acerca de usted. Piénselo. Si la
persona está despierta, pueden ver una película juntos.
Jueguen a las cartas. Léale algo. Escuchen juntos una
meditación guiada. O permítale su espacio.

Habrá veces en las que lo mejor que va a poder hacer por
esa persona es dejarla tranquila.

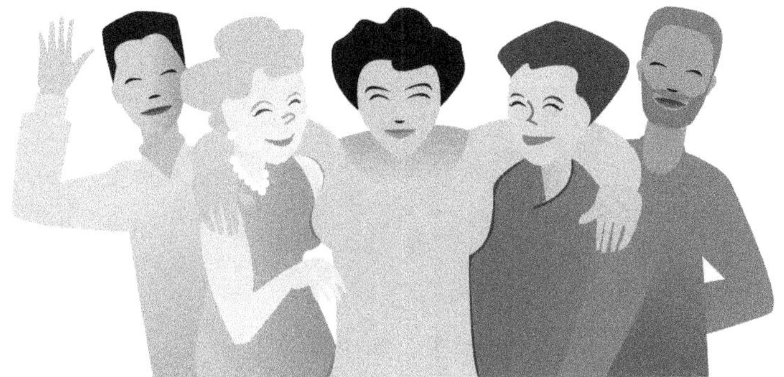

El amor de la familia, el amor de una persona puede sanar.

- Maya Angelou

Otros Cambios Físicos

Si la persona requiere cirugía, la cirugía seguramente dejará cicatrices. La cirugía endoscópica hace posible dejar cicatrices muy pequeñas en muchos casos, pero la cirugía endoscópica no siempre es una opción viable. Algunas enfermedades, como el cáncer del seno o cánceres de la piel, pueden causar cambios más evidentes. Algunas sobrevivientes de cáncer del seno encuentran difícil permitir que ni su pareja romántica vea su cicatriz. Algunas personas encuentran difícil ver la cicatriz de su pareja.

Este es un tema delicado. Es mejor manejarlo con mucho amor y compasión. Todos nos identificamos con nuestros cuerpos. Algunos dicen que el cuerpo no es sino el templo del alma, pero nadie dice "Vivo en un cuerpo moreno," o "Vivo en un cuerpo alto." Decimos "Soy morena". Decimos "Mido seis pies de alto". Es traumático para cualquiera ver que ahora tiene una cicatriz nueva o que ha perdido parte de su cuerpo. Como pareja romántica o amiga, su papel es familiar. Ofrezca apoyo y optimismo sin trivializar los sentimientos de la persona. Estos sentimientos pueden incluir vergüenza o sentimientos de rechazo.

Como siempre, respete los tiempos de la otra persona. No hay prisa. Puede que la persona quiera tiempo para acostumbrarse a los cambios en su cuerpo antes de permitirle a otra persona verlos. No la apresure ni presione. Si encuentra que siente incomodidad con los cambios en el cuerpo de su amiga o pareja, asuma sus sentimientos. No culpe a la otra persona. Las parejas pueden encontrar que la terapia es útil para ayudarlas a manejar esta transición en sus vidas. Muchas otras personas han vivido este tipo de trauma antes que usted. Han superado el reto y usted puede superarlo también. No se avergüence de buscar ayuda.

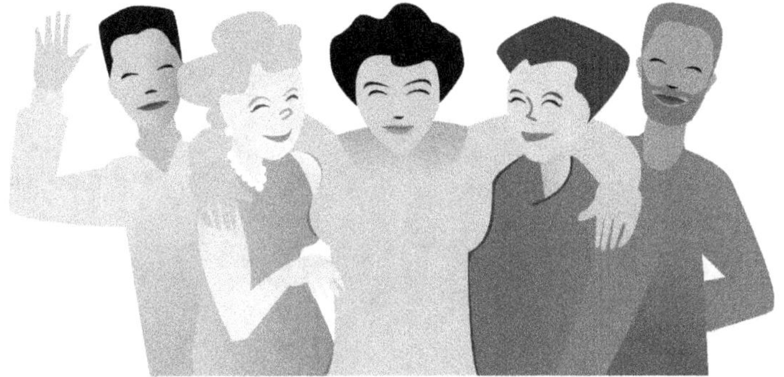

"Como decíamos ayer ..."

- Fray Luis de León

Despedida

Fray Luis de León[4] fue un poeta, místico y educador renacentista español que fue encarcelado injustamente por la Inquisición Española por cinco años. Cuando le liberaron, regresó a la Universidad de Salamanca, donde era profesor. Empezó su primera clase en cinco años con las ahora famosas palabras, "Como decíamos ayer ..."

Esas palabras dan fe de su carácter. Fray Luis de León pudo haber salido de su prisión amargado y resentido. Después de todo, había pasado cinco años a la merced de la Inquisición Española. Quién sabe cuántas crueldades habrá soportado allí. En lugar de eso, decidió dejar esa experiencia atrás y mirar hacia el futuro. El suyo es un ejemplo digno de considerar.

Como la Inquisición, la enfermedad es dolorosa. Es más dolorosa porque no es justa. Ataca sin avisar. Le roba a sus víctimas un tiempo precioso. Hiere a la familia y a los amigos de la persona enferma. No ofrece garantías. Al enfrentarnos a un enemigo así, tenemos que elegir. ¿Dejaremos que la amargura domine nuestras vidas, o nos elevaremos por encima de ella?

Ya sea usted la persona enferma, el amigo o su pareja, ya sea que gane o pierda, no permita que su dolor le ciegue a lo milagroso y maravilloso de la vida.

---

[4] Nacido en el 1527 en Belmonte, Cuenca, España. Muere el 23 de Agosto del 1591, Madrigal de las Altas.

El mundo está lleno de belleza.

Cuídese.

"No pienso en toda la miseria, sino en la belleza que aún queda."

— Ana Frank, El Diario de una Adolescente

"Leer es un ejercicio de empatía; un ejercicio de caminar por un rato en los zapatos de otro."

-Malorie Blackman

Lecturas Sugeridas

En esta sección encontrará otros libros escritos para amigos y familiares de personas que están enfrentando enfermedades serias. Estas enfermedades incluyen distintos tipos de cáncer. Cada libro es diferente. Cada uno tiene su propia voz y su propio punto de vista.

También encontrará libros relacionados de una manera u otra con algunas de las ideas y sugerencias presentadas en este libro. Por ejemplo, *Vivir Bellamente con la Incertidumbre y el Cambio*, de Pema Chödrön, es una bella herramienta para manejar la incertidumbre que puede traer un diagnóstico. *La Magia del Silencio* de Kankyo Tannier está relacionada a la sección de este libro titulada El Regalo del Silencio. Le recomiendo añadir cualquiera de estos libros a su colección. Buena suerte con sus lecturas.

Chapman, Gary. *Los Cinco Lenguajes del Amor: El Secreto del Amor que Perdura*. Medley, FL: Unilit. 2017.

Chödrön, Pema. *Vivir Bellamente con la Incertidumbre y el Cambio*. Nueva York, NY: Shambhala Español. 2015

Cornwall, Debora J. *Things I Wish I'd Known: Cáncer Caregivers Speak Out*. Sarasota, FL: Bardolf & Company, 2012.

Cottin Pogrebin, Letty. *How to Be a Friend to a Friend Who's Sick*. New York, NY: Public Affairs, 2013.

Countryman, Jack. *Las Promesas de Dios Para Cada Una de Tus Necesidades.* New York, NY: Grupo Nelson, Harper Collins Publishing. 2007.

De Burgos, Julia. *Cartas a Consuelo*. San Juan, Puerto Rico: Editorial Folium. 2014.

Drescher, Fran. *Cáncer, Shmancer*, New York, NY: Grand Central Publishing, 2002.

Frankl, Victor E. *El Hombre en Busca de Sentido*. Barcelona, España: Herder Editorial. 2015.

Kalick, Rosanne. *Cáncer Etiquette: What to Say, What to Do When Someone You Know or Love Has Cáncer*. Scarsdale, NY: Lion Books, 2004.

Kneece, Judy C., RN, OCN. *Helping Your Mate Face Breast Cáncer: Tips for Becoming an Effective Support Partner for the One You Love During the Breast Cáncer Experience*. West Columbia, SC: Educare, 2003.

Kübler-Ross, Elisabeth; Kessler, David. *Sobre el Duelo y El Dolor*. Barcelona, España: Luciérnaga CAS. 2017.

Mistral, Gabriela, *La Niña Errante: Cartas a Doris Dana*. Velma García Lorena, Ed. New York, USA: Editorial Lumen. 2010

Osteen, Dodie. *Sanada de Cáncer*. Houston, TX: Lakewood Church/Osteen N. 2008.

Peale, Normant Vincent. *Por Qué Algunos Pensadores Positivos Obtienen Resultados Poderosos.* Barcelona, España: Editorial Norma. 1987.

Sontag, Susan. *La Enfermedad y sus Metáforas/El Sida y Sus Metáforas*. New York, NY: Farrar, Straus and Giroux. 2012.

Tannier, Kankyo. *La Magia del Silencio*. Barcelona, España: Editorial Planeta. 2017.

Weiss, Mark S. *When Your Wife Has Breast Cáncer: A Story of Love, Courage & Survival*. New York, NY: Ibooks, 2006.

"Las raíces de la bondad están el la tierra de la apreciación a la bondad."

-El Dalai Lama

Agradecimientos

Podría escribir otro libro lleno de páginas plenas de gratitud. Seré breve, aunque el sentimiento es infinito.

Doy gracias a Dios, la fuente de todo lo que es bueno. Su misericordia y su amor brillaron a través de todos los que estuvieron a mi lado y me devolvieron a la vida. Ese amor inundó el corazón de mi madre. Fortaleció su cuerpo para que pudiera estar a mi lado cada día de mi tratamiento, cada cita médica y cada día de malas noticias, hasta que las buenas noticias llegaron. Gracias Mamita Santa, por todos los sacrificios que hiciste.

Ese mismo amor guió a mi hermano, Roberto González Rivera. Se convirtió en un faro iluminando el camino hacia el mejor tratamiento disponible y la culminación de este libro de amor en acción. A mi hermano José Arlando González y su esposa Miriam, gracias por mostrarme con sus acciones como se ve y se siente la fe. Fortalecieron mi alma, la que a su vez fortaleció mi cuerpo. El regalo que me dieron es eterno y más allá de todo precio. Gracias a mi hermana, Maritza González. Me diste tiempo cuando no lo tenías y me recordaste que todavía era yo. Gracias por tus bellos y prácticos regalos. Gracias a mi tía Perla Rivera y a todos mis primos de Ponce por el radio maratón y por mucho más. También extiendo mi gratitud a mi prima Barbara Rapp. Convertiste tu hogar en el "centro de comando" para coordinar todas las actividades de apoyo y entonces le diste la vuelta para ser la anfitriona de nuestras celebraciones de Navidad. La comida, la música, el amor, todo esto trajo alegría a la familia durante nuestros momentos más difíciles. ¡Gracias!

Mis amigos ... No podría pedir mejores amigos. Mari, Lourdes, Nellie, Ivonne, Carlos. Estuvieron allí t-o-d-o-s los días, de todas las maneras. Gracias Glorimar Yace, Rafi Muñoz y Janet Hassinger, mis ángeles en Texas. Gracias a todos. Sentí su presencia entonces y su bondad está grabada en mi corazón para siempre.

Gracias también a todos mis otros amigos y miembros de mi familia que permitieron que el amor de Dios guiara sus pasos. Ustedes fueron mis compañeros, mis choferes, mis fuentes de risa y de amorosa distracción y mis ejecutivos de recaudación de fondos. Muchas gracias a Rosita Gandía por mover cielo y tierra en Arecibo. Gracias a Minerva González y a toda su maravillosa familia. Gracias, gracias, gracias.

Gracias especiales a Celina González, Amanda Tarkington, Barbara Reynolds, Mitzi Voracheck, Conne Ward-Cameron, Julie MacFarlane, Mari Cidre, Lourdes Arbelo y Carlos Fournier. Gracias por sacar tiempo para leer el manuscrito y proveer su análisis y comentarios. Este libro es mucho mejor gracias a ustedes.

Y finalmente, mi gratitud a una isla llena de corazones bondadosos y generosos, Puerto Rico. Algunos de ustedes me conocían y algunos no, pero igual me apoyaron. Gracias por enviarme sus cartas llenas de aliento y por sus contribuciones para mi tratamiento. Sus sobres escritos a mano llevaban más que dólares. Incluyeron sus bendiciones, sus plegarias, versos bíblicos, sus buenos deseos ... Sus palabras fueron un bálsamo para mi corazón. A todos, muchas gracias.

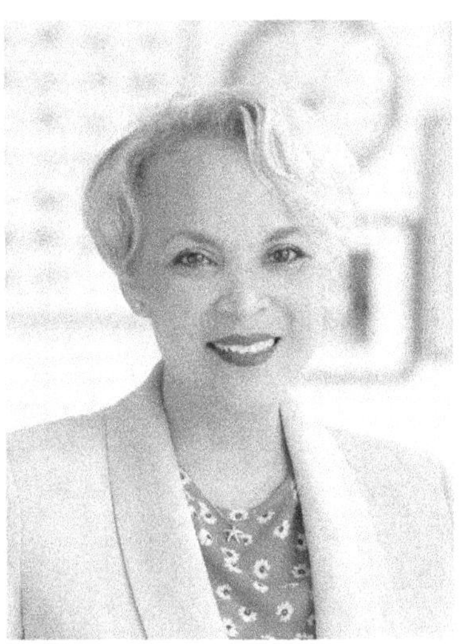

La Autora

Belsie González, MPH, es una doble sobreviviente de leucemia. Hoy es una profesional de salud pública apasionada por empoderar a otros a través de la información, especialmente a aquellos que tienen poca visibilidad en la sociedad. Tras la experiencia de luchar por su vida, comparte las lecciones aprendidas para que otros puedan tomar decisiones basadas en la información y la compasión y no en el miedo.

Belsie tiene una maestría en salud pública y ha trabajado en ese campo por más de 20 años. Actualmente vive en Georgia, rodeada por la naturaleza. Está disponible como conferenciante en inglés y en español. Puede escribirle a BelsieGonzalezAuthor@gmail.com.

Si usted disfrutó este libro, por favor considere tomar un momento para dejar sus comentarios en Goodreads (https://goodreads.com) o donde usted compra libros en internet, para que otros puedan descubrirlo.